COLLECTION SANTE

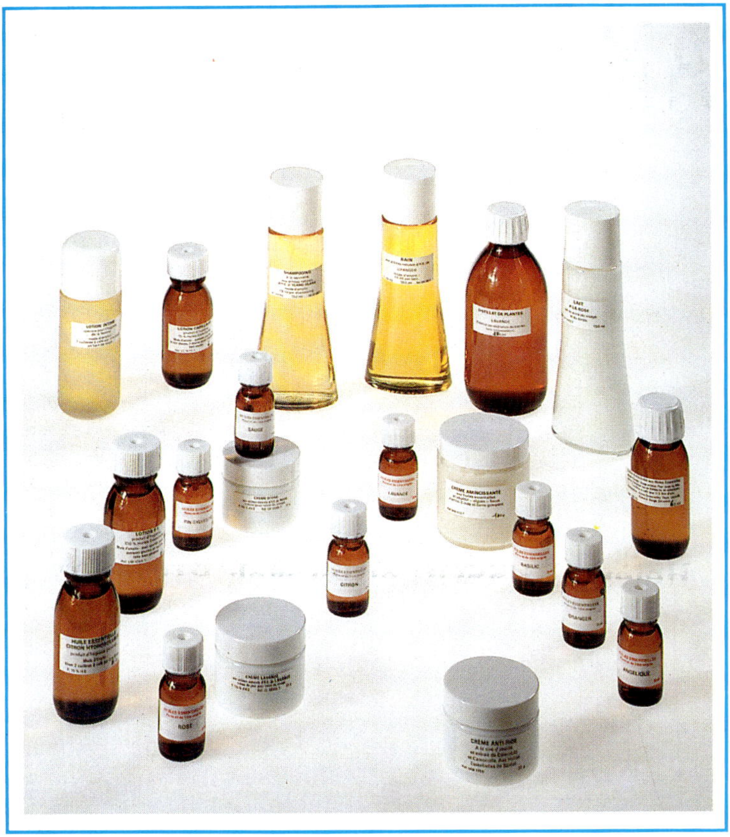
SHAMPOOING
BAIN
DISTILLAT DE PLANTES
LAIT
A LA ROSE
SAUGE
LAVANDE
CREME AMINCISSANTE
BASILIC
CITRON
ORANGER
ANGELIQUE
HUILE ESSENTIELLE
ROSE
CREME ANTI-RIDE

MON REMEDE
L'AROMATHERAPIE

Hélène BESSOU et Patrick RIVIERE

EDITIONS **S.A.E.P.** INGERSHEIM 68000 COLMAR

LES AUTEURS

Hélène BESSOU

Aromatologue - aromathérapeute ; élève, puis associée de l'aromathérapeute Olivier Poujade (qui distillait depuis 1935), co-auteur avec ce dernier, de "Le retour aux sources" (Cahors, 1980) et de "Aromathérapie et Hydrothérapie : le combat pour la Vie et la Santé" (Cahors, 1983) ; héritière spirituelle de M. Poujade.

Patrick RIVIERE

Directeur de l'Institut d'études et de recherches : "Spagynature", BP 4, 82220 Molières - écrivain, chercheur, naturospagyriste, auteur de plusieurs ouvrages, dont certains concernant les "Médecines Naturelles", tels : "Alchimie et Spagyrie", éd. de Neustrie, 1986 ; "La Spagyrie : médecine alchimique" et "Petit mémento des plantes médicinales", éd. Art & Nature, 1985 ; "La Médecine spagyrique", éd. Capricorne, 1988, "La Médecine de Paracelse" aux "Editions Traditionnelles, anc.t. Chacornac", Paris, 1988, Directeur technique du Laboratoire Spagyrique "Essencior", Ramonchamp (88).

SE SOIGNER PAR LES ESSENCES DE PLANTES

*Qu'il me soit permis ici de rendre un dernier hommage à mon maître hélas disparu : **M. OLIVIER POUJADE** (*), qui a consacré cinquante années de sa vie, dans une grande humilité, à l'étude des bienfaits des huiles essentielles ; les vraies, les pures, celles qu'il avait lui-même distillées et qu'il conservait soigneusement à l'abri de la lumière, de la chaleur ou du froid, comme un précieux trésor, tel un vigneron prenant soin de sa récolte.*

Depuis 1935, Monsieur Poujade distillait, filtrait et testait les huiles essentielles, jusqu'à ce que l'odeur et l'aspect lui aient donné entière satisfaction.

Pendant pas moins de vingt années, il m'a communiqué l'amour de l'Aromathérapie.

Gageons de faire découvrir au lecteur dans les pages qui vont suivre, la passion entourant cette science prodigieuse que j'ai découverte tout au long de ces années....

Hélène BESSOU

A la mémoire de celui qui fut l'exemple même de cet "Homme de synthèse", chercheur empli de bon sens que, seule la Nature peut encore fournir parfois, mais hélas trop rarement, libérant par là sa quintessence à l'instar des fleurs de lumière exhalant leur parfum au soleil...

*En sincère hommage posthume à notre ami : **M. OLIVIER POUJADE** : à son immense talent et à sa détermination... à suivre son idéal...*

Patrick RIVIERE

(*) cf. Olivier Poujade et Hélène Bessou : "le Retour aux Sources", Cahors, 1980, ainsi que "Aromathérapie & Hydrothérapie : le combat pour la vie et la santé", Cahors, 1983.

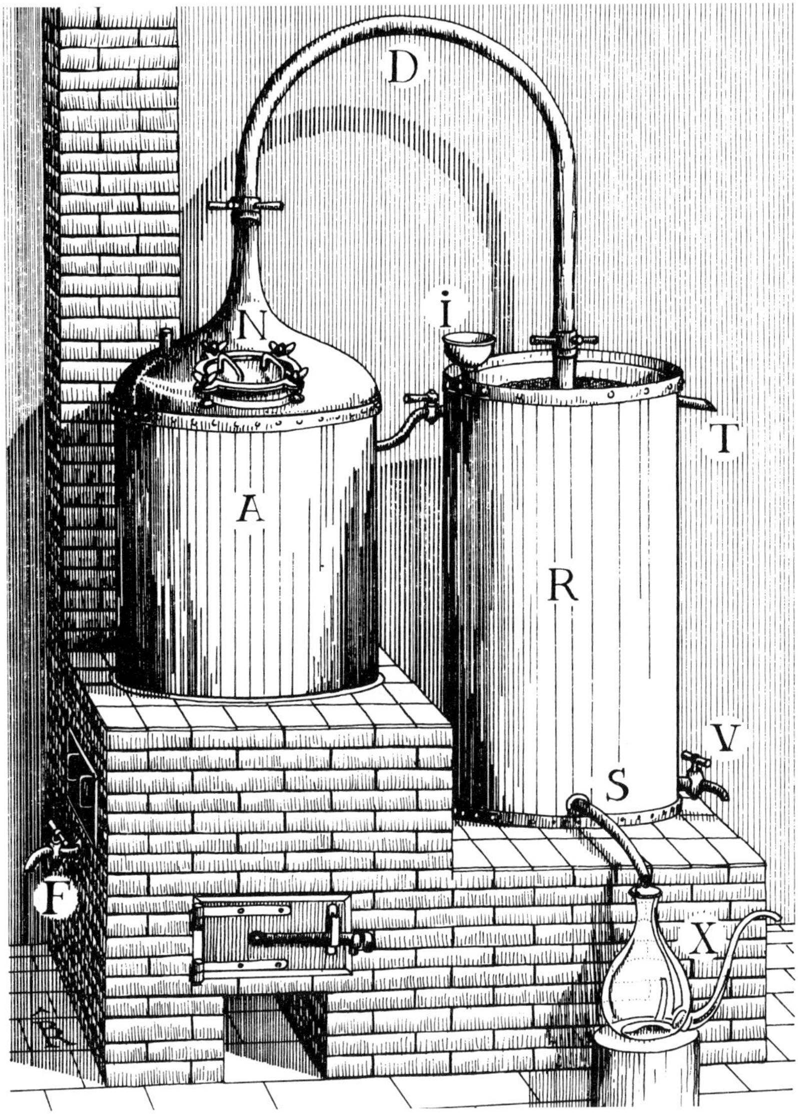

A - *Chaudière à double fond contenant l'eau et les plantes.*	R - *Cuve de réfrigération où un serpentin est adapté au col de cygne.*
N - *Chapiteau distillatoire.*	F et V - *Robinets de vidange.*
D - *Col de cygne.*	S - *Sortie du serpentin.*
I - *Remplissage de l'eau.*	X - *Vase florentin.*

INTRODUCTION

Vers un authentique "retour aux sources"...

A une époque où sévit une industrialisation généralisée et où la "synthèse chimique", dans les laboratoires pharmaceutiques tend à remplacer les bienfaits des "simples" de la Nature, il est bon de voir s'opérer un véritable "retour aux sources" tel celui auquel on assiste depuis quelques années.

Nos aïeux n'avaient-ils pas raison lorsqu'ils se remémoraient cette phrase tirée de la Bible :

> *"Le Très-haut a fait produire à la Terre des médicaments et l'homme sage ne doit pas les ignorer". (L'Ecclésiaste).*

Dioscoride, Pline l'Ancien et à leur suite, Hippocrate, qualifié à bon droit de "père de la Médecine" et surtout le célèbre médecin de la Renaissance : Paracelse, insistèrent sur les multiples vertus des "simples" (1), tant sur le plan cosmétique pour entretenir la jeunesse et la vitalité du visage et du corps, que sur le plan purement thérapeutique, par voie interne ou externe selon le cas traité.

Les Huiles Essentielles aromatiques, libérées des fleurs et des feuilles des végétaux — grâce à une véritable "alchimie solaire" — possèdent la plupart de ces nombreuses vertus.

Dans la première moitié de ce siècle, les recherches entreprises par René-Maurice Gattefossé, Marguerite Maury, ainsi que quelques médecins, s'attachèrent à souligner ces multiples propriétés.

En matière d'Aromathérapie, il s'agit en l'espèce d'utiliser, non pas une infusion ou une décoction de plante, ou bien encore un alcoolat (macération, extrait) de la plante, comme cela s'effectue en Phytothérapie classique, mais seulement l'huile essentielle pure, dans son intégralité, sans aucune adjonction d'un dissolvant quelconque.

←
Alambic traditionnel servant à la distillation des essences.

(1) "simples" = appellation populaire des "plantes médicinales".

Les huiles essentielles volatiles et parfumées sont donc des substances odorantes, oléagineuses, incolores ou jaunâtres, combustibles et qui s'altèrent aisément à l'air (1).

C'est dans les plantes jeunes et vigoureuses, notamment en période de fécondation, qu'elles semblent être de la meilleure qualité.

Ce sont des "substances vivantes" constituant de véritables réservoirs d'énergie qui renouvellent les forces de notre organisme, soit par voie externe, à cause de leur immense pouvoir de pénétration (2) des tissus ; soit par voie interne (à très faible dose), à cause de leurs prodigieuses vertus thérapeutiques.

Engageons-nous donc dans la "re-découverte" de cette Médecine venue du fond des âges et qui s'inscrit parfaitement dans le contexte global des Médecines Naturelles.

---

(1) La plupart des huiles essentielles sont liquides à la température de 15° C. D'autres précipitent (telles l'H.E. de rose, l'H.E. d'anis...) à la température ordinaire.

(2) Le Pr. Valette a mis en évidence la pénétration transcutanée des essences. Leurs principes actifs se diffusent très rapidement à travers la peau et atteignent ainsi les liquides cellulaires.

HISTORIQUE DES ESSENCES VEGETALES

De tout temps, on connut les vertus des "essences de plantes" et on s'efforça de les extraire depuis la plus haute Antiquité.

Dans l'Egypte ancienne déjà, on savait préparer de l'essence de cèdre en brûlant ce bois dans un bol en argile, sous des brins de laine suspendus qui s'imprégnaient ainsi de l'essence de cèdre que l'on pouvait soigneusement recueillir ensuite en pressant la laine.

Les Egyptiens, qui étaient par ailleurs passés maîtres dans l'art de la "momification", utilisaient de nombreuses essences aromatiques pour embaumer leurs cadavres.

En Chine, Confucius préconisait dans ses "Entretiens" l'utilisation de fumigations de plantes antiseptiques, afin de prévenir les épidémies.

Plus tard, la médecine de la dynastie Song s'appuiera principalement sur l'emploi des parfums et des plantes aromatiques (1).

Originaire de l'Inde, le basilic — qui donnera plus tard naissance à notre célèbre "soupe au pistou" — y était particulièrement vénéré, puisqu'il était consacré au dieu Vischnu. Selon une légende, Krishna aurait métamorphosé Brinda, l'épouse de Sankhachura, en brin de basilic. Sa seule présence dans les maisons indiennes passait pour protéger les individus contre les maladies considérées de nos jours comme étant d'origine microbienne.

En Grèce, le père de la Médecine occidentale, Hippocrate lui-même, ordonnait de brûler des plantes aromatiques aux carrefours d'Athènes, lors des épidémies.

En outre, les parfumeurs étaient très répandus en Grèce. Marguerite Maury rapporte dans son excellent traité d'aromathérapie (2), qu'au cours des nombreuses agapes athéniennes, on allait jusqu'à baigner des colombes dans des essences végétales avant de les lâcher en l'air afin qu'elles en répandent les bienfaits dans l'atmosphère.

Athénée prétendait d'ailleurs que les Grecs possédaient deux sortes de parfums : ceux dont ils se servaient uniquement pour se parfumer le corps ou l'ambiance d'un lieu et ceux, tels l'essence de rose, de myrrhe, de nard etc. qui servaient de boissons. Natiolus n'écrivait-il pas en son "Commentaire de Dioscoride"

(1) cf. le "Traité des parfums et des substances aromatiques" de Ye T'ing-kouei.

(2) Marguerite Maury : "Aromates et Parfums créateurs de Jeunesse", éd. des Champs Elysées. Paris 1955. Cf. également : M. Maury, "Capital Jeunesse, méthode de rajeunissement par les Aromates et les Huiles Essentielles".

que pour énumérer tous les remèdes à base d'essence de rose, on devrait remplir des volumes entiers !

Il convient en outre de noter que certains parfums purs connaissaient déjà leurs imitations.

A cet égard, Pline distinguait dans son "Histoire Naturelle" (XII, 26) le "faux" du "vrai" nard...

Plus tard, le génial médecin de la Renaissance, Paracelse (1) devait s'attacher, parmi ses très nombreux travaux, à mettre aussi l'accent sur l'intérêt thérapeutique de certaines "huiles essentielles". On prétendit même qu'il aurait réalisé de souverains produits de beauté pour la belle Diane de Poitiers.

Depuis cette époque, les distillations allèrent bon train, ainsi qu'en témoignent les ouvrages de chimie ancienne (de Christophe Glaser, Nicolas Lémery, J.-B. de Porta...).

L'utilisation des essences, tant sur le plan cosmétique que sur le plan thérapeutique, tendit à se généraliser. On remarqua même que lors des épidémies de peste des XVIIe et XVIIIe siècles, la plupart des ouvriers parfumeurs et des tanneurs ne furent pas atteints par ce fléau. On assista d'ailleurs au même phénomène au siècle suivant, lors d'une épidémie de choléra.

Et si depuis, les Huiles Essentielles s'entourèrent davantage d'un cadre bucolique à travers l'attrayante image des aromates de Provence, on ne doit pas oublier leur action prophylactique et régénérative indéniable pendant la première guerre mondiale, au cours d'opérations chirurgicales effectuées dans des conditions précaires, tels qu'en rendirent compte le Dr. Meurisse Forgue et l'inoubliable R.M. Gattefossé, puisqu'ils obtinrent alors des résultats antiseptiques insoupçonnés à ce point...

Depuis quelques années, on assiste à un regain d'intérêt pour cette science venue du fond des âges et qui ne peut tomber dans l'oubli : l'Aromathérapie...

(1) cf. Patrick Rivière : "La Spagyrie ou la Quintessence de Paracelse", éd. "Art & Nature" 1983 ; "Du Grand Œuvre à la Médecine de Paracelse" éd. de Neustrie. 1986. "La Médecine de Paracelse", Editions Traditionnelles, Paris 1988.

DU PARFUM DES FLEURS AUX HUILES ESSENTIELLES

Si chaque année, dès le printemps, le soleil distille les arômes exhalés par les fleurs, l'aromatologue peut extraire et recueillir ces essences au laboratoire. Pour ce faire, il dispose de plusieurs procédés d'extraction :

L'EXTRACTION PAR "EXPRESSION"

On utilise de préférence ce procédé pour les écorces fraîches, très riches en huiles essentielles, par exemple des écorces d'orange, de citron, de bergamote etc.

On opère de la manière suivante : il convient tout d'abord de bien nettoyer la substance végétale considérée. On l'enferme ensuite dans des sacs très propres que l'on soumet à une forte pression à l'aide d'une presse hydraulique (ou à levier). Un liquide assez trouble en sortira, qu'il faudra laisser décanter dans un vase cylindrique allongé pendant plusieurs jours jusqu'à ce que les huiles essentielles surnagent de par leur faible densité. Après les avoir extraites (grâce à un vase de type florentin), il conviendra alors de les filtrer, car elles seront encore légèrement troubles.

L'EXTRACTION PAR "ENFLEURAGE"

Le procédé d' "enfleurage" repose sur la propriété que possède l'essence des fleurs à se laisser absorber aisément par des huiles grasses. Il faut toutefois distinguer deux processus : à chaud ou à froid.

L' "ENFLEURAGE A CHAUD"

La plupart des fleurs perdant leur arôme après avoir été cueillies, elles exigent un traitement rapide et énergique pour céder leur essence.

Il convient donc de prendre un corps gras qu'on fait fondre à la vapeur, à l'aide d'une bassine à doubles parois. Puis, on jette les fleurs dans ce corps gras liquéfié à 60°, 70°. Suivant la nature des plantes utilisées, la durée d'absorption de l'essence peut varier de 12 à 48 h. Il faut ensuite brasser le tout avec de grandes spatules en bois, afin que la masse s'imprègne uniformément du parfum. On ajoute de nouvelles quantités de plantes fraîches jusqu'à obtenir l'arôme désiré. Pour parfaire l'homogénéité du mélange, on n'hésite pas à utiliser une presse hydraulique ou à projeter un jet d'eau chaude sur les résidus des plantes pour permettre leur dissolution. Il suffira ensuite de séparer l'eau du liquide gras par différence de densités.

L'alcool pur servira de "medium" (de dissolvant) pour extraire l'essence par agitation de la solution.

En outre, on peut se servir aussi d'huiles végétales grasses, telle l'huile vierge d'olive, mais c'est plus rare.

Ces substances présentent l'avantage d'être peu odorantes, toutefois, leur qualité d'absorption d'essence florale est moins importante.

L' "ENFLEURAGE A FROID"

On utilise ici aussi un corps gras, mais ce procédé diffère totalement du précédent. Il convient en effet d'utiliser dans ce cas des châssis formés d'une plaque de verre fixée dans un cadre de bois épais. On étale de la graisse de chaque côté du verre, puis on empile les châssis après y avoir entreposé les fleurs entre chaque couche de gras. Dès que les fleurs fanent (2 jours pour le jasmin, 3 jours pour la tubéreuse), on les remplace par des fraîches (jusqu'à 30 à 35 fois), afin de saturer la graisse ou l'huile d'essence florale. Il s'agit le plus souvent de jasmin, de tubéreuse, de jonquille, de muguet ou de réséda.

L'essence obtenue par ce procédé à froid est en fait l'expression naturelle du parfum de la fleur qu'elle exhale lentement.

L'EXTRACTION PAR DES "DISSOLVANTS"

Partant du fait que les huiles essentielles sont solubles dans les liquides plus volatils qu'elles, comme l'éther, le chloroforme, le sulfure de carbone, les dérivés du benzène, il est possible d'utiliser de tels solvants que l'on peut ensuite séparer des essences par simple distillation, grâce à leur grande volatilité.

C'est ainsi que Millon effectua en 1856 en Algérie, ses premiers essais concernant l'extraction du parfum des fleurs. Il décrivit le processus comme suit : "Le procédé opératoire est très simple : on introduit la fleur dans un appareil à déplacement, puis on verse de l'éther sur elle de manière à la recouvrir. Au bout de 10 à 15 minutes, on laisse écouler le liquide et on introduit une nouvelle quantité d'éther qui sert au lavage et qui n'y séjourne pas plus que la première. L'éther dissout le parfum et l'abandonne ensuite par la distillation, sous forme d'un résidu blanc ou diversement coloré, tantôt solide, tantôt oléagineux et liquide et devenant toujours solide au bout de quelque temps".

Ayant repris l'idée de Millon, Hirzel mit au point un procédé breveté en 1863 qui consistait à placer dans un cylindre des fleurs fraîchement cueillies, à le remplir d'éther et à le sceller hermétiquement. Au bout d'un quart d'heure de dissolution, l'éther devait remplir un second cylindre contenant de nouvelles fleurs fraîches et l'expérience devait se poursuivre jusqu'à ce que l'éther soit saturé d'huiles essentielles. Il suffisait ensuite de le distiller pour récupérer celles-ci en tant que résidu.

Ce traitement était surtout appliqué à l'extraction du parfum de muguet, de réséda, de lys, de cannelle, de vanille, de girofle, de fleurs d'arnica ; **mais ce procédé avait l'inconvénient de ne pouvoir concerner que les parfumeurs, à cause de l'intervention d'un solvant toxique qui interdisait toute application thérapeutique des huiles essentielles végétales.**

En définitive, le seul processus convenant pour cette extraction devait permettre de recueillir naturellement — sans adjuvant chimique — les huiles essentielles des plantes.

L'action calorique du rayonnement solaire sur les fleurs des champs allait être remplacée par... un alambic utilisant la vapeur d'eau seule, pour entraîner les essences.

LA DISTILLATION (A LA VAPEUR) DES HUILES ESSENTIELLES

(Voir dessins des pages 6 et 98).

L'eau remplissant le fond de la chaudière est portée à ébullition. Elle génère ainsi de la vapeur qui s'élève à travers les mailles du diaphragme retenant les plantes au-dessus et qui s'imprègne des huiles essentielles. La vapeur d'eau et les essences passent par le col de cygne avant d'être condensées grâce au serpentin maintenu à une température basse par l'eau froide emplissant la cuve de réfrigération.

Le mélange eau/huiles essentielles sera séparé à l'aide du vase florentin placé à la sortie de la cuve : l'essence de densité plus faible que l'eau, s'accumulant dans la partie supérieure du vase.

Comme de nombreuses huiles essentielles s'altèrent sous l'influence de la température, il est parfois nécessaire de distiller sous vide afin d'abaisser le point d'ébullition, notamment en ce qui concerne la plupart des végétaux contenant des résines.

Si ce procédé de "**distillation à la vapeur d'eau**" satisfait pleinement l'aromathérapeute — bien que l'opération varie souvent d'une plante à l'autre — il n'en irait pas de même pour le parfumeur s'il l'utilisait. En effet, certains composants importants pour l'arôme, passent dans la distillation et se modifient partiellement ; de plus, on ne peut les séparer totalement du distillat. En outre, il se forme dans la distillation des produits de décomposition volatils, de mauvaise odeur, qui altère le parfum ; sans compter que pour affiner le bouquet d'une essence et augmenter l'intensité de son parfum, il est souhaitable de débarrasser l'essence de ses "terpènes" (composés de carbures aliphatiques et de leurs dérivés), ce qui aura également pour effet d'augmenter la solubilité du produit dans l'alcool.

Pour ces deux raisons, les huiles essentielles déterpénées sont parfaitement rentables pour la Parfumerie. Mais il n'en va pas de même en matière d'Aromathérapie où tous les composants doivent être présents, y compris les terpènes car ils s'avèrent très utiles pour la réalisation de complexes aromatiques purs, à l'exception toutefois des agrumes qui présentent des terpènes toxiques qu'il convient d'éliminer de l'essence distillée. Tout ceci, sans compter que certaines essences du commerce ont subi une certaine **falsification**, par une adjonction d'huiles fixes ou même de produits gras de synthèse (d'esters), de gélatine, voire de savon, etc.

En résumé, dans le domaine de l'Aromathérapie qui nous préoccupe plus particulièrement ici, on utilise les huiles essentielles dans leur totalité, afin de réaliser des complexes aromatiques purs, n'ayant subi aucun traitement ultérieur à la distillation sus-mentionnée.

Parmi la plupart des substances végétales utilisées : fleurs, feuilles, fruits, herbes, tiges, écorces, racines et des différentes variétés de plantes fraîches (1), beaucoup doivent être distillées au plus vite avant qu'une fermentation ne survienne. Ceci s'avère encore plus vrai pour des fleurs délicates, telles les roses, les fleurs d'oranger, etc. Elles devraient d'ailleurs être cueillies avant le lever du soleil, encore humides de rosée et immédiatement distillées, d'où l'ancienne tradition des distillateurs ambulants de Provence, en voie de disparition depuis une trentaine d'années. Il en est allé ainsi pour les droguistes-colporteurs qui effectuaient le commerce des essences chaque année en octobre, à la foire de Beaucaire, mais aussi dans toute l'Europe où elles étaient appréciées à leur juste valeur ; les droguistes suisses et allemands sachant faire la différence entre le parfum subtil d'une lavande anglaise et une essence thérapeutique de lavande sauvage de Provence !

(1) On peut toutefois conserver quelque temps ces plantes fraîches dans certaines conditions. De plus, il est des variétés qui supportent une dessication sans subir de fâcheuses altérations. Malgré tout, une labiée (par ex. la menthe poivrée) fournira toujours une meilleure essence si elle est distillée fraîche.

PROPRIETES ET VERTUS DES HUILES ESSENTIELLES

ACTION DES HUILES ESSENTIELLES

Les huiles essentielles ont de nombreuses actions sur l'organisme comme :

AGENT DE DESINFECTION ET DE DETOXINATION

Grâce à leur grande diffusibilité dans les tissus et les humeurs, les huiles essentielles ont un pouvoir désinfectant indéniable. Il convient de les utiliser diluées en application sur les plaies, les piqûres d'insectes, les dermatoses et également les brûlures (H.E. de lavande pure, ici). En tant qu'agent de cicatrisation, elles favorisent donc la régénération cellulaire.

Les huiles essentielles s'attaquent à un certain nombre de bactéries et de germes pathogènes par leur action "antifermentaire" et "antiputride", favorisant ainsi le transit intestinal et améliorant les fonctions digestives, mais pouvant également aller jusqu'à détruire certains microbes.

Les propriétés antiseptiques, bactériostatiques et bactéricides des huiles essentielles sont incontestables et des expérimentations précises ont permis de révéler que l'essence de girofle tue le bacille de Koch, responsable de la tuberculose (à raison d'1/6 000) ; l'essence de thym tue le bacille typhique, le bacille de Shiga (agent responsable de la dysenterie épidémique), le colibacille, le streptocoque, le bacille diphtérique, le staphylocoque, le bacille de la grippe (Eberth) et également le bacille de Koch et ce, en quelques heures et parfois en quelques minutes seulement. L'essence de camomille allemande tue le staphylocoque doré (à cause de la présence d'azulène) ainsi que le streptocoque hémolytique. Les travaux de Morel et de Rochaix ont démontré que l'essence de citron neutralise l'action du méningocoque en quelques minutes, de même que le bacille diphtérique et le bacille typhique et le staphylocoque doré (en deux heures).

Les huiles essentielles sont donc dotées d'un puissant pouvoir antiseptique qui a été largement établi au fil des années. Notons pour mémoire l'expérience réalisée dès 1960 par le Pr. Griffon (*). Visant à la purification bactériologique, il avait utilisé un mélange d'essences de cannelle, de girofle, de lavande, de menthe, de pin, de romarin et de thym. En moins d'une demi-heure, tel que le rapporte le

(*) Directeur du Laboratoire de Toxicologie de la Préfecture de Police de Paris et Membre de l'Académie de Pharmacie et du Conseil Supérieur d'Hygiène.

Dr. Valnet, les huiles essentielles avaient détruit dans l'atmosphère toutes les moisissures ainsi que tous les staphylocoques. Sur les 210 colonies microbiennes présentes à l'origine, 4 seulement avaient résisté à l'action bactériologique des huiles essentielles.

Depuis, un certain nombre d'études et de statistiques ont été effectuées dans cette voie, dont celles du Dr. Belaiche, portant sur l'action bactéricide d'une quarantaine d'huiles essentielles et ont contribué à la naissance de l'**Aromatogramme** : c'est une technique dérivée de l' "Antibiogramme" qui permet de tester l'efficacité de telle ou telle huile essentielle sur des germes microbiens prélevés chez l'individu malade. Les huiles essentielles remplacent ici les substances antibiotiques qui imprègnent habituellement les disques déposés sur les milieux de culture. En cas d'infection, l'aromatogramme joue un rôle fondamental, car il permet d'ajuster parfaitement le traitement anti-infectieux en fonction des informations qu'il apporte concernant le terrain sur lequel s'est développée l'infection.

C'est une application des huiles essentielles qui s'avère remarquablement efficace dans un domaine où il était pourtant d'usage de n'utiliser jusqu'alors que des antibiotiques.

AGENT DE REVITALISATION

Les huiles essentielles opèrent sur les tissus un important travail de revitalisation et de rénovation harmonisante, surtout juste après une désintoxication de l'organisme. Le Pr. Valette a démontré, suite à ses expérimentations sur les huiles essentielles, que celles-ci ont un pouvoir de pénétration tel qu'elles sont susceptibles de traverser le revêtement cutané et différentes couches graisseuses de la peau pour passer très rapidement dans le sang et dans la lymphe.

Les huiles essentielles possèdent en outre un pouvoir de stimulation du potentiel énergétique de nos cellules et de nos glandes.

A ces actions fondamentales des huiles essentielles, il convient encore d'ajouter celles-ci :

AGENT DE REGULATION

Les huiles essentielles ont le pouvoir d'harmoniser le système neuro-végétatif : action stimulante, calmante ou équilibrante selon le cas.

AGENT D'ODORISATION

Les huiles essentielles possèdent un étonnant pouvoir de parfumer l'air ambiant qui devient embaumé par des senteurs tout-à-fait naturelles qui combattent efficacement les mauvaises odeurs : tabac, sueur, cuisine, etc.

AGENT DEFLOCULANT

Les huiles essentielles transforment les déchets du métabolisme en dérivés et désagrègent les colles (mucosités visqueuses) et divers cristaux (noyaux durs) que l'organisme peut ensuite facilement éliminer.

D'autre part, les huiles essentielles favorisent la dilution des solutions visqueuses (effet de solvation), en participant ainsi à la dissolution des déchets du métabolisme. Elles normalisent donc le terrain humoral.

Par ailleurs, elles agissent sur celui-ci en modifiant les caractéristiques bio-électroniques : pH Résistivité... des liquides organiques cellulaires et extra-cellulaires : sang, lymphe, urine, salive, etc.

AGENT EMONCTORIEL

Les huiles essentielles sollicitent et activent les divers émonctoires naturels, en favorisant le drainage et l'élimination des déchets : transpiration et diurèse, par exemple (mais aussi respiration et digestion).

MODALITES D'UTILISATION DES HUILES ESSENTIELLES

VOIES DE PENETRATION

Plusieurs possibilités sont offertes :

- par voie buccale (tube digestif, estomac, intestin grêle). Ne jamais dépasser 5 gouttes par prise.
- par voie rectale (lavement, muqueuses du gros intestin).
- par injections vaginales (vagin, utérus, ovaires).
- par voies respiratoires (poumons, bronches).
- par voie cutanée (sur toute la surface du corps, à l'exception des muqueuses).

Voie buccale

Les essences n'étant pas hydrosolubles, il sera nécessaire de les prendre

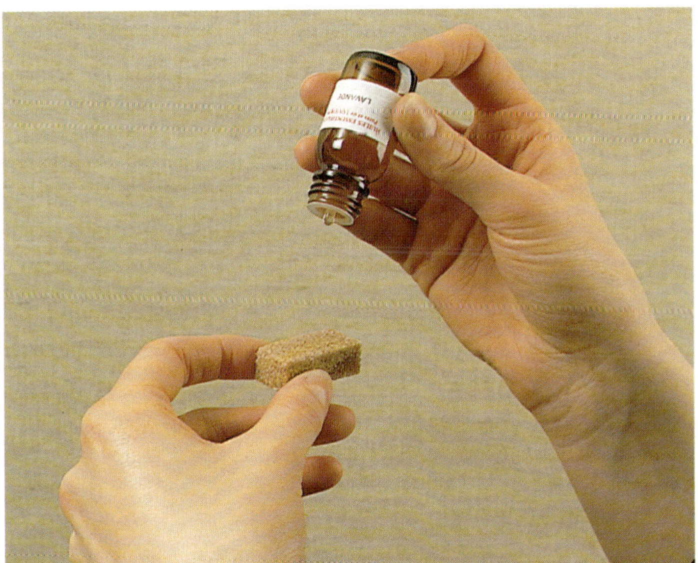

soit avec un sucre (roux de préférence) pour les essences de faibles densités ; pour les essences résinoïdes, on les mélangera dans des proportions diverses avec du miel.

Voie rectale

Là où les essences sont rendues hydrosolubles et mélangées à l'eau de lavage.

On peut ainsi utiliser des lavements huileux, ou mieux encore, des suppositoires aux huiles essentielles.

Injections vaginales

Là où les essences sont rendues hydrosolubles et mélangées à l'eau de lavage.

Voie respiratoire

- à partir d'inhalation classique, à partir d'une micro-pulvérisation, à partir d'un diffuseur classique (évaporation), à partir d'un inhalateur d'oxygène, les essences sont mélangées au barboteur-humidificateur : un débit de 3 l./min. d'oxygène s'avère suffisant.

- à partir d'une cabine sauna ; là où les essences seront rendues hydrosolubles. Mélangées à l'eau du goutte à goutte, elles seront véhiculées par la vapeur d'eau.

Voie cutanée

Afin de bien comprendre le processus, nous allons faire un bref commentaire sur l'anatomo-physiologie de la peau.

Pour les naturopathes, la peau est "la plus grande glande endocrine" de l'organisme. Sa surface varie de 1,7 m² à 2,26 m² et son poids est d'environ 5 kg. C'est une des plus actives par les fonctions qu'elle assure : protection, respiration, absorption, régulation thermique, réception nerveuse, etc.

a) **L'épiderme**

Il se présente sous la forme d'une couche superficielle ou couche cornée faite de cellules mortes ou kératinisées. Vient ensuite la couche basale et muqueuse composée de cellules vivantes. Elle réalise suivant les besoins des actions diverses : excrétion, digestion, synthèse chimique, etc.

En résorbant les déchets et résidus qui lui parviennent des plasmas, les zones ondulées sous-jacentes du derme - en chimiste parfait - elle crée des synthèses d'éléments incomplets, elle fabrique des vitamines (vitamine D à partir du cholestérol), elle élabore des hormones, des cellules sympathiques nerveuses, elle mute des microbes en ferments utiles, etc.

A la suite de ces différents processus, elle rejette vers la surface sous forme de substances neutralisées, soufrées et cornées des déchets réellement inutilisables ; l'élimination par la couche cornée se caractérise par les pellicules qui se détachent de la peau ou à la crasse qui apparaît au moment du peeling effectué au cours des divers bains hypercaloriques.

b) **Le derme**

Nous le trouvons sous l'épiderme. C'est une couche plus épaisse. Cette dernière est sillonnée de nerfs et richement vascularisée par un prodigieux réseau de capillaires qui forment une barrière endothéliale entre le sang et les liquides extra-cellulaires. Leur diamètre est très variable ; il en existe de très larges, 20 à 30 microns, d'autres plus petits, 5 à 6 microns. Une de leurs grandes propriétés est la variation de leur calibre, qui peut passer du simple au double, voire même au triple. Cette variation joue un rôle très important dans la régulation de la pression sanguine. Quand tous les capillaires sont dilatés, il en résulte une chute énor-

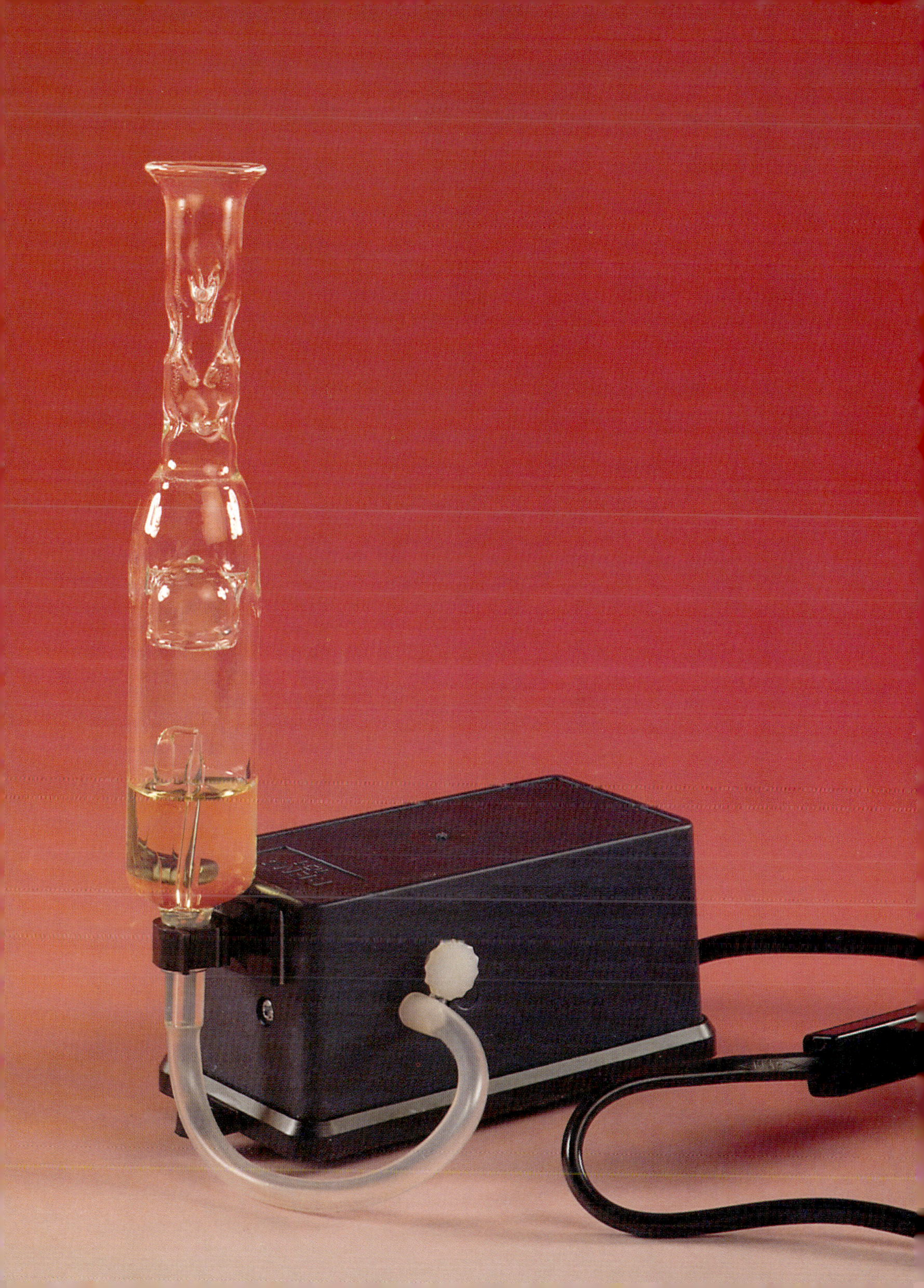

me de la tension artérielle (grande surface d'absorption). Les capillaires présentent aussi une certaine perméabilité et son degré joue un rôle dans le phénomène de sécrétion et de résorption.

c) **Les glandes sudoripares et sébacées**

Toujours dans le derme, nous trouvons deux sortes de glandes aux fonctions bien précises : les sudoripares et les sébacées. Les premières retiennent les résidus uriques à la manière des reins, les secondes les résidus de floculation, acides gras, etc. à la manière des poumons. Le nombre approximatif des glandes sudorifiques dépasse 2 millions. On en compte environ 120 à 370 par cm^2.

La glande sudoripare, par sa structure, est comparable à un néphron. On en dénombre dans les deux reins environ 1,3 millions (néphrons). Par cela même, on comprend que la peau représente une surface d'élimination deux fois plus importante que celle des reins.

Les glandes sébacées approchent les 250 000. Sur certaines parties du corps, elles sont plus nombreuses que les glandes sudoripares (front, ailes du nez), mais leur nombre total est huit fois moins grand que celui des sudoripares. Leur rôle principal est de participer aux fonctions d'élimination en rejetant le gaz carbonique, les colles lipoïdes, les acides gras etc. et toutes les substances analogues à celles rejetées par les voies respiratoires (poumons, gorge, nez).

Il apparaît d'emblée que si la surface et les moyens d'élimination sont énormes, la surface et les moyens d'absorption le sont tout autant.

Cette absorption est réalisée :

- par onction localisée ou généralisée,
- par bains hypercaloriques.

Cependant, certaines conditions, afin d'obtenir les meilleurs résultats, doivent être respectées. L'individu malade ou fatigué est avant tout contracté, crispé, en un mot "fermé". Que faut-il faire ?

Première condition : le relaxer (rupture cortex-diencéphale).

Deuxième condition : le débloquer, l'assouplir, l'étirer (massage, manipulation).

Troisième condition : le réchauffer. Nous savons que l'absorption par les cellules musculaires dépendra en partie de la température de ce dernier. Un muscle chaud absorbe 4 fois plus que dans des conditions normales. D'autre part, les terminaisons nerveuses, lorsqu'elles sont excitées, absorbent aussi beaucoup plus d'éléments qu'au repos. La vaso-dilatation qui l'accompagne offre, elle aussi, des possibilités décuplées, ainsi que nous l'avons vu plus haut.

Quatrième condition : le peeling, c'est-à-dire, débarrasser au maximum l'épiderme de sa couche de cellules mortes (kératine), afin que celui-ci offre le moins de résistance à la pénétration.

Cinquième condition : l'onction. Elle s'effectue à l'aide des huiles essentielles que l'on peut employer soit seules, soit en mélange (complexe aromatique) et en établissant le pourcentage des constituants.

VITESSE DE PENETRATION

Suivant les techniques, les zones de pénétration, la vitalité de l'individu, la vitesse d'absorption des huiles essentielles se fera plus ou moins rapidement : une à deux heures. Le sujet est souvent surpris de trouver ses urines ou ses selles parfumées.

Nous insistons tout particulièrement sur le fait que la peau doit être propre et les pores débarrassés de tout déchet faisant écran.

L'EMPLOI DES HUILES ESSENTIELLES DANS LES DIFFERENTES DISCIPLINES THERAPEUTIQUES

SOINS CUTANES

Action de cicatrisation sur les tissus cutanés et sous-jacents : brûlures, plaies et coupures.

DERMATOLOGIE

Eczéma - acné - mycoses - dermatoses diverses - affections du cuir chevelu et des cheveux.

GYNECOLOGIE

Divers soins locaux - thrombose (spécialement) - érosions utérines - traitements internes et externes.

TRAITEMENT CORPOREL

Réfection musculaire - ganglions chez les enfants - hématomes - diverses tumeurs internes et externes.

TRAITEMENT NERVEUX

Relaxation - massage de la colonne vertébrale et du cou - vieillissement émotionnel - comblage des carences - normalisation du rythme des fonctions.

HYDROTHERAPIE

Bains aux huiles essentielles - bains hyperthermiques - bains de vapeurs aux huiles essentielles - massages sous l'eau avec les bains aux huiles essentielles.

PHYSIOTHERAPIE

Nouvelle physiologie (état naturel des fonctions) - nouvelle neurologie - nouvelle cardio-vasculothérapie - nouvelle rhumatologie - nouvelle orthopédie : application d'H.E. de plantes aromatiques sur les points réflexes ou d'émergence énergétique des fonctions (appelés ordinairement points d'acupuncture).

PROPRIETES THERAPEUTIQUES DES HUILES ESSENTIELLES

Les vertus de ces huiles volatiles, de ces "transpirations végétales" sont très nombreuses comme on s'en doute, mais encore convient-il d'opérer une distinction, parfois notable, pour certaines plantes, entre leurs vertus thérapeutiques en Phytothérapie classique : sous formes d'extraits alcooliques, de tisanes, de décoctions... et la vertu thérapeutique de leurs "essences", en Aromathérapie, car elles ne sont pas toujours les mêmes.

REPERTOIRE DES PLANTES AROMATIQUES

Voici la liste non exhaustive des principales plantes distillées qui sont les plus utilisées en Aromathérapie, et sous les recommandations de spécialistes agréés.

AIL

ANALYSE CHIMIQUE

Liquide jaunâtre, odeur particulièrement désagréable, à saveur spéciale chaude, poids spécifique 1,03.

Elle est constituée par divers sulfures et contient deux principes antibiotiques : allicine, garicine.

PROPRIETES ET USAGE INTERNE

Bactéricide (un des plus puissants antiseptiques) - hypotenseur (vaso-dilateur des artérioles et capillaires) - stimulant général - modérateur du pouls - antispasmodique - anti-arthritique - stomachique - carminatif - vermifuge - tonique - fébrifuge - anti-grippe.

Conseil d'utilisation

En huile essentielle, 1 à 3 gouttes par jour, en huile essentielle en association avec d'autres huiles essentielles.

PROPRIETES ET USAGE EXTERNE

Corricide (cors et verrues), plaies diverses, ulcères - tumeurs froides.

Conseil d'utilisation

En huile essentielle, quelques gouttes sur un coton appliqué sur les cors ou les verrues (prévoir un pansement pour la protection des parties saines) - ail frais en cataplasmes (cors et verrues) - onguent, moutarde du diable (ail frais pilé + corps gras) - résolutif des tumeurs blanches - onction, friction (quelques gouttes d'huile essentielle + huile camphrée), antirhumatismal - désinfection plaies, ulcères - piqûres d'insectes.

ANIS VERT

ANALYSE CHIMIQUE

Liquide incolore ou jaune, d'odeur aromatique agréable. Saveur chaude, poids spécifique de 0,98 à 0,99.

Elle est constituée par un mélange de 80 à 90 % d'anéthol, de méthylchavinol, d'acide anisique, d'aldéhyde anisique et de paraméthoxyphényl cétone.

PROPRIETES ET USAGE INTERNE

Stomachique - galactogène - diurétique - carminatif - stimulant général.

Conseil d'utilisation

En huile essentielle 1 à 3 gouttes 3 fois par jour - en association avec d'autres huiles essentielles - en raison de son utilisation dans les boissons alcoolisées, la vente de l'anis est réglementée - en infusion.

ANIS ETOILE

ANALYSE CHIMIQUE

Rappelle un peu celle de l'essence d'anis, poids spécifique 0,94 à 0,98.

Elle est constituée par un mélange d'environ 80 % d'anéthol, d'estragol, de safrol, d'aldéhyde anisique, d'éther éthylique, d'hydroquinone, de cymène, de cinéol, de terpinol, etc.

PROPRIETES ET USAGE INTERNE

A sensiblement les mêmes qualités que l'anis vert.

BASILIC

ANALYSE CHIMIQUE

De couleur jaune verdâtre, d'odeur spéciale, rappelant celle de l'estragon ; poids spécifique 0,905.

Elle est constituée par un mélange de camphre et de basilic de linalol, des traces de cinéol et principalement par du méthylchavicol.

PROPRIETES ET USAGE INTERNE

Tonique - stomachique - emmenagogue - antispasmodique.

Conseil d'utilisation

En huile essentielle, de 1 à 3 gouttes 3 fois par jour - en huile essentielle en association avec d'autres huiles essentielles.

(Photo page 25)

BERGAMOTE

ANALYSE CHIMIQUE

L'essence de bergamote peut être obtenue de plusieurs façons, soit par expression du fruit, par distillation à la vapeur, etc. Liquide jaune verdâtre ou vert (traces de chlorophylle), odeur spéciale agréable, saveur chaude aromatique amère, poids spécifique 0,882 à 0,886.

Elle renferme 40 % de limonène dextrogyre, 10 % de dipentène, 33 à 38 % d'acétate de linalyle, du bergaptène, du terpinol et des traces d'acide acétique.

PROPRIETES ET USAGE INTERNE

Stimulant gastrique - antispasmodique - légèrement vermifuge.

Utilisation

Seule ou en association avec d'autres huiles essentielles.

PROPRIETES ET USAGE EXTERNE

Utilisée en parfumerie pour la préparation de lotions capillaires. Elle peut entrer dans la composition de divers onguents.

BOIS DE ROSE (ESSENCE)

ANALYSE CHIMIQUE

Liquide jaune doré d'odeur spéciale très agréable, poids spécifique 0,951.

PROPRIETES ET USAGE INTERNE

Astringente - diurétique - stomachique - stimulant général - antimétrorragique.

PROPRIETES ET USAGE EXTERNE

Utilisée en physio-esthétique dans la fabrication de crèmes, onguents et masques - dartres, boutons, herpès.

BORNEOL

ANALYSE CHIMIQUE

Ne pas confondre avec le camphre japonais, lequel est une cétone qui présente une certaine toxicité. Liquide jaune ou jaune brunâtre, d'odeur camphrée, poivrée, à saveur chaude. Poids spécifique 0,95.

Elle est constituée par un mélange de dipentène, de terpinol, sesquiterpène, de pinène, de bornéol, de cinéol, d'un alcool cesquiterpénique.

PROPRIETES ET USAGE INTERNE

Tonique général et cardiaque - antiseptique très puissant - stimulant des cortico-surrénales.

Conseil d'utilisation

En huile essentielle, 1 à 3 gouttes - s'avère stimulant et antisyncopal - en association avec d'autres huiles essentielles.

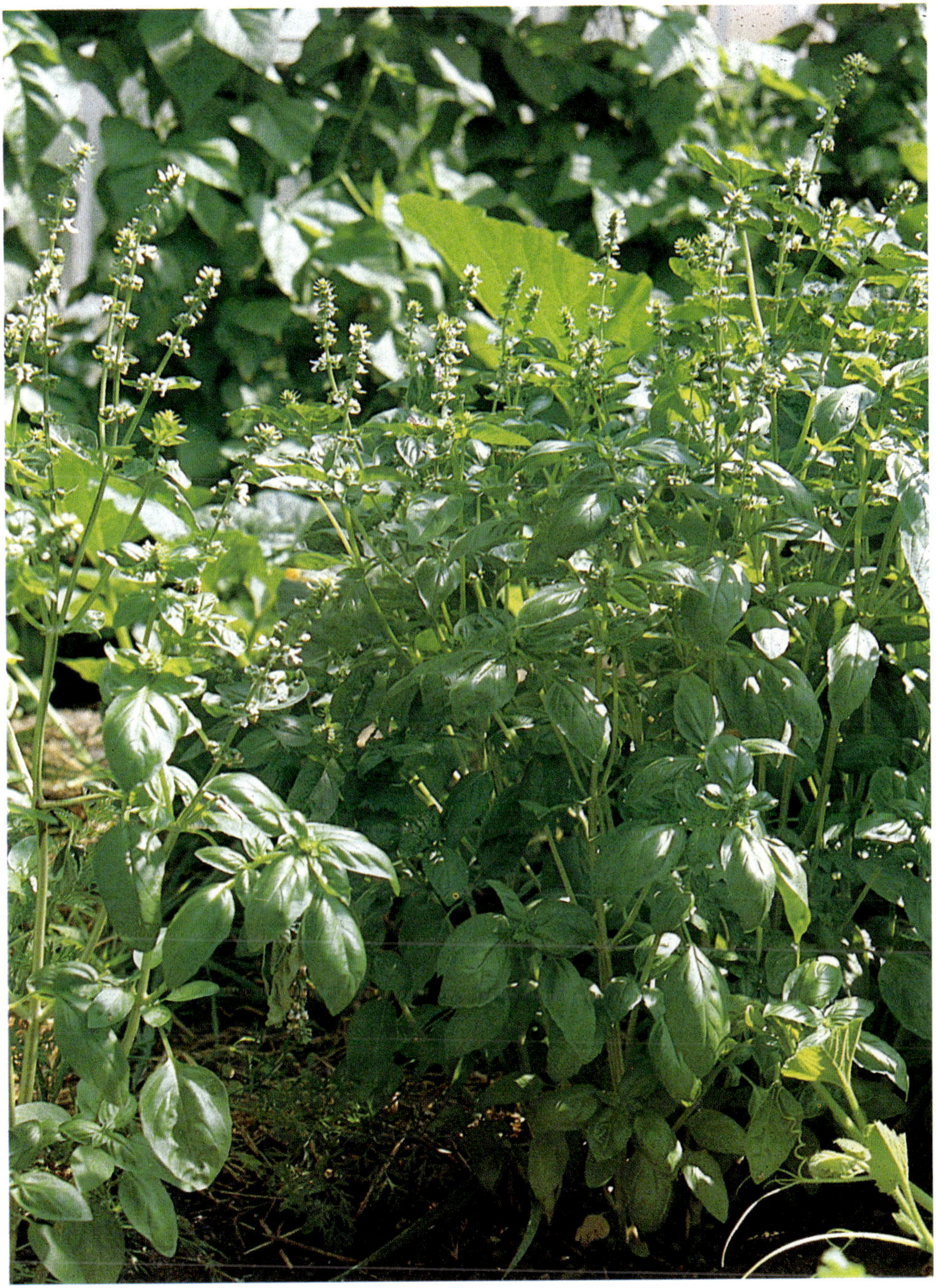

CAJEPUT

ANALYSE CHIMIQUE

D'odeur spéciale rappelant un peu celle du camphre et du romarin et de la lavande, saveur âcre. Poids spécifique 0,920 à 0,930.

Elle est consitutée par un mélange de cinéol ou cajéputol (68 %), de terpinol, de pinène dextrogyre, d'acétate de terpényl, d'aldéhyde valérianique, d'aldéhyde benzylique, de camphène, de fenchone, etc.

PROPRIETES ET USAGE INTERNE

Antiseptique général - antiseptique pulmonaire - affections chroniques : bronchites, tuberculose, asthme - antiseptique intestinal - spasmes gastriques, entérites, dysenteries - antiseptique urinaire, cystite, urétrite - antispasmodique - antinévralgique - règles douloureuses - vermifuge - parasites intestinaux - antirhumatismal.

Conseil d'utilisation

En huile essentielle, 1 à 3 gouttes par jour - en association avec d'autres huiles essentielles.

USAGE EXTERNE

Névralgies dentaires - névralgies de l'appareil auditif - laryngite chronique - douleurs rhumatismales - plaies diverses - dermatoses.

Conseil d'utilisation

En huile essentielle mélangée à un corps gras - frictions contre les douleurs rhumatismales - pour les névralgies dentaires : 1 goutte d'huile essentielle à l'intérieur de la carie - contre les douleurs d'oreilles : coton imbibé d'une goutte d'huile essentielle - pour les plaies : l'utiliser en association avec d'autres huiles essentielles et un support d'argile.

CAMOMILLE ROMAINE

ANALYSE CHIMIQUE

Liquide d'odeur agréable, saveur chaude, poids spécifique 0,905.

Elle est constituée par un mélange d'acide isobutyrique, d'angélate isobutyrique, d'angélate isoamylique, d'éther isoamylique, d'acide méthylcrotonique, de l'azulène, de l'anthénol, etc.

PROPRIETES ET USAGE INTERNE

Tonique - digestif - fébrifuge - antinévralgique - emmenagogue - cicatrisant.

Conseil d'utilisation

En huile essentielle de préférence associée plutôt que seule - en association avec d'autres huiles essentielles et en association hydrosoluble, conviendra parfaitement aux lavements intestinaux.

PROPRIETES ET USAGE EXTERNE

En association avec d'autres huiles essentielles, donne de bons résultats dans les brûlures, les plaies - quelques gouttes en solution hydrosoluble conviennent parfaitement pour les bains d'yeux - entre dans la composition de certains shampooings.

CAMOMILLE ALLEMANDE OU COMMUNE

ANALYSE CHIMIQUE

Liquide jaune bleuté à saveur chaude, poids spécifique 0,930 à 0,940.

Contient des traces d'éther capronique et valérianique, un sesquiterpène, une combinaison oxygénée, de la paraffine, de l'azulène, etc.

PROPRIETES ET USAGE INTERNE ET EXTERNE

Cholagogue sudorifique - fébrifuge - sédatif - bactéricide - emmenagogue.

Conseil d'utilisation

En huile essentielle, seule ou en association.

(Photo page 31)

PROPRIETES ET USAGE EXTERNE

Cicatrisant - bactéricide.

Conseil d'utilisation

En huile essentielle, seule ou associée en cataplasme ou onctions ou en aérosol.

CANNELLE

ANALYSE CHIMIQUE

Liquide jaunâtre, d'odeur agréable, très aromatique, saveur chaude, douceâtre, poids spécifique 1,025 à 1,035.

Contient 75 % d'aldéhyde sinnamique, 4 % de génol.

PROPRIETES ET USAGE INTERNE ET EXTERNE

Antiseptique, tue le bacille d'Eberth à la dose de 1/300e - stimulant - antisyncopal - stomachique - hémostatique - provoque la sécrétion lacrymale, salivaire et nasale en même temps qu'une légère élévation de la température interne - vermifuge - antispasmodique.

Conseil d'utilisation

En huile essentielle, 2 à 3 gouttes par jour - en association avec d'autres huiles essentielles.

USAGE EXTERNE

Antivenimeux - parasiticide - microbicide.

Conseil d'utilisation

En huile essentielle (piqûre, morsure, etc.) - en aérosol associé à d'autres huiles.

PROPRIETES ET USAGE EXTERNE

Utilisée en dentifrice - parasiticide.

Conseil d'utilisation

En association avec d'autres huiles essentielles.

CARVI

ANALYSE CHIMIQUE

Liquide incolore mobile, d'odeur spéciale, aromatique, à saveur chaude, d'un poids spécifique de 0,905 à 0,915.

Elle est constituée par un mélange de 45 à 75 % de carbone, par du limonène, appelé aussi carvène, par de la dihydrocardone, du furfurol, du carvéol et du dihodrocarvéol, de la diacétyle, de l'alhéhyde acétique, de l'alcool méthylique.

PROPRIETES ET USAGE INTERNE

Stomachique et diurétique - apéritif - emmenagogue - stimulant.

Conseil d'utilisation

En huile essentielle, seule et associée à d'autres huiles essentielles.

CITRON

ANALYSE CHIMIQUE

Liquide incolore ou jaune pâle, limpide, volatil, d'odeur agréable aromatique. Saveur chaude rafraîchissante, d'un poids spécifique de 0,858 à 0,861.

Elle est constituée par un mélange de 4 à 7 % de citral, de beaucoup de limonène, des traces de cadinène, de phéllandrène, puis par du citronellal, du linalol, etc.

PROPRIETES ET USAGE INTERNE

C'est une des huiles essentielles les plus importantes, aussi nous conseillons de l'utiliser très largement. Microbicide - diurétique - alcalinisant - toni-cardiaque - tonique du système nerveux et sympathique - fluidifiant sanguin - reminéralisant - antirhumatismal - antiscorbutique - antiarthritique - antianémique - favorise les sécrétions gastro-hépatiques, pancréatiques - anti-acide-gastrique - hémostatique - vermifuge - hypotenseur - antiseptique.

Conseil d'utilisation

En huile essentielle et association, 3 gouttes par jour - en boisson reminéralisante ou avec argile.

PROPRIETES ET USAGE EXTERNE

Stomatites diverses - aphtes - glossites - soins dentaires - éruptions, furoncles, dartres, un des meilleurs corricides - antiseptique des plaies diverses - piqûres d'insectes, etc.

Conseil d'utilisation

En huile essentielle - bains de bouche (entre dans la composition de certains bains) - en cataplasmes avec argile - en inhalations - en compresses contre les maux de tête et les engelures - en crème de soin pour la beauté du visage et du corps - associé au camphre, il fournit une excellente crème de massage.

Les propriétés du citron sont immenses. Il convient ici de dénoncer le discrédit prétendant que le citron est déminéralisant et acidifiant. Sa saveur acide est due à des acides organiques qui ne restent pas à l'état acide. L'acide citrique naturel est oxydé par la digestion ; les sels restant donnent des carbonates et bicarbonates de potassium lesquels permettent la neutralisation d'un excès humoral et le maintien de l'alcalinité du sang.

CAROTTE

ANALYSE CHIMIQUE

Liquide incolore d'odeur aromatique à saveur chaude, poids spécifique 0,870.

Elle est constituée par un mélange de pinène, de sesquiterpène, d'acide palmitique, isobutyrique et acétique libres, du limonène et du daucol.

PROPRIETES ET USAGE INTERNE ET EXTERNE

Stomachique - carminatif - fluidifiant du sang.

Conseil d'utilisation

En huile essentielle, seule 3 gouttes par jour - en association avec d'autres huiles essentielles.

ESTRAGON

ANALYSE CHIMIQUE

Essence incolore d'odeur aromatique et spéciale de saveur chaude, poids spécifique 0,949.

Elle est constituée par un mélange d'estragol, de phéllandrène, d'aldéhyde para-méthyloxicinnamique et d'acétate de linalyle.

PROPRIETES ET USAGE INTERNE

Stomachique - carminatif - emmenagogue - vermifuge - antiseptique des voies digestives - apéritif.

Conseil d'utilisation

En huile essentielle et en association avec d'autres huiles essentielles, 2 à 3 gouttes par jour.

CORIANDRE

ANALYSE CHIMIQUE

Liquide incolore ou jaune pâle, d'odeur spéciale, aromatique, agréable, à saveur chaude épicée, mais non brûlante, d'un poids spécifique de 0,87 à 0,88.

Elle est constituée par un mélange de 60 à 70 % de linalol ou coriandrol dextrogyre, de géraniol, de paracymol, de pinène dextrogyre, de terpinène, d'aldéhyde décylique, de bornéol, de dipentène, d'acide acétique et de terpinolène.

PROPRIETES ET USAGE INTERNE OU EXTERNE

Stomachique - carminatif - affinités très grandes avec l'essence de carvi.

Conseil d'utilisation

En huile essentielle ou association - en usage externe - contre les douleurs névralgiques.

(Photo page 31)

Conseil d'utilisation

En association avec d'autres huiles essentielles - sous forme de pommade ou de liniment.

CYPRES

ANALYSE CHIMIQUE

Liquide jaunâtre d'odeur agréable, d'un poids spécifique de 0,88 à 0,90.

Elle est constituée par un mélange de 65 % de divers terpènes (camphène, terpinène, sylvestrène, pinène, dextrogyre), des traces de paracymol, de sabinol, de cadinène, de camphre de cyprès, d'alcool terpénique etc.

PROPRIETES ET USAGE INTERNE

Tonifiant des veines par son action vaso-constrictive - antisudoral - diurétique - antirhumatismal - rééquilibrant général - antigrippe - anti-hémorroïdaire - donne de très bons résultats dans l'énurésie - toux spasmodique, coqueluche.

Conseil d'utilisation

En huile essentielle pure 2 à 3 gouttes par jour - en association à d'autres huiles essentielles - entre dans certaines compositions pour les lavements.

Les expériences montrent que l'huile essentielle de cyprès est un spécifique des affections hémorroïdaires. Les résultats sont toujours concluants.

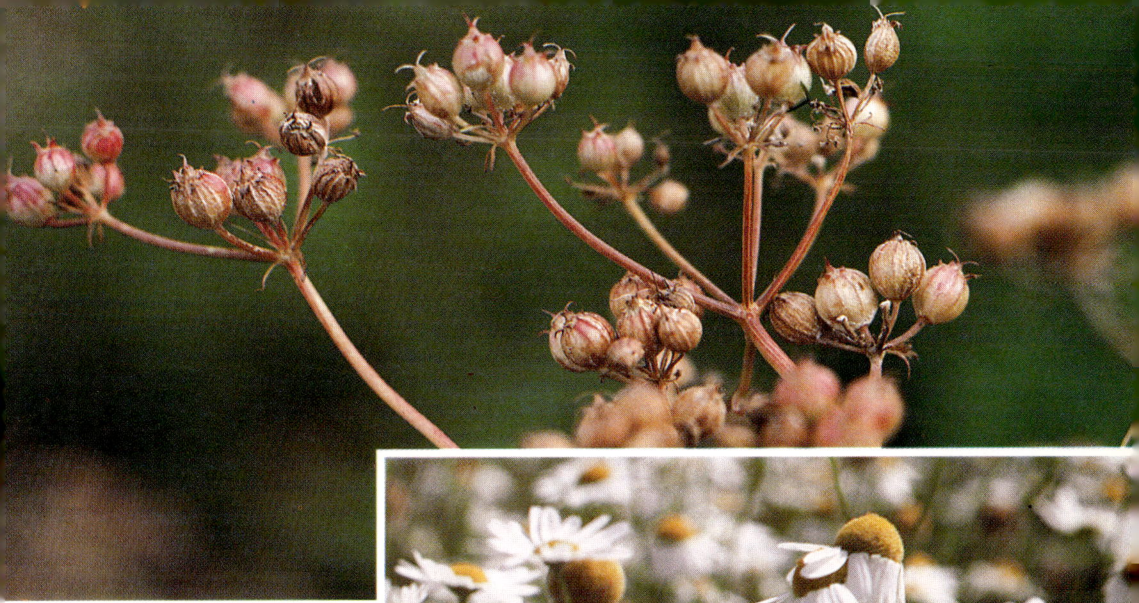

Coriandre. ↑

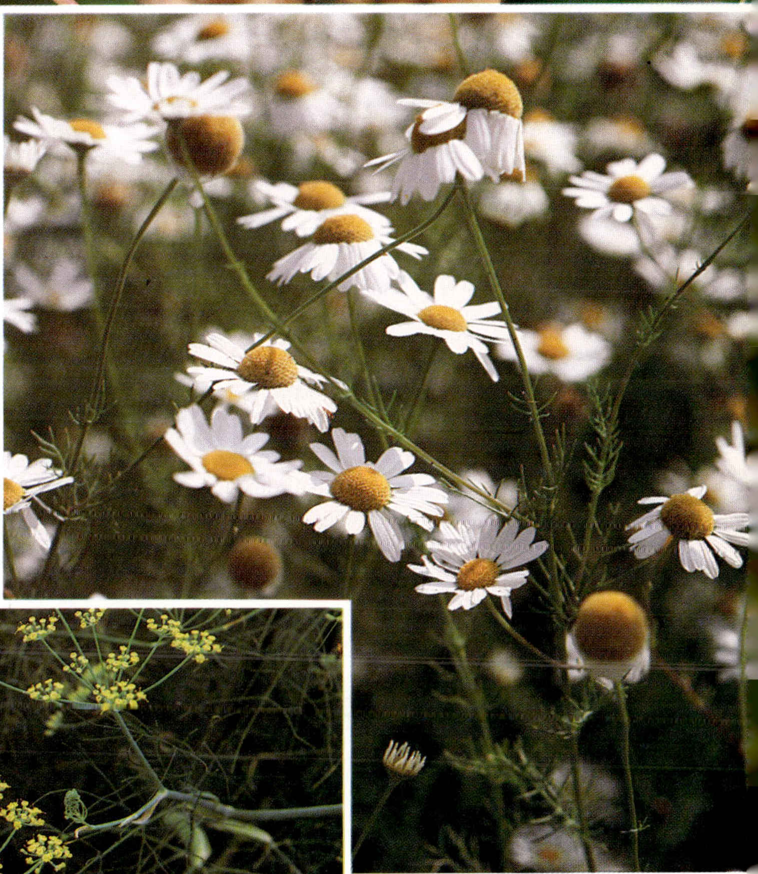

→
Camomille.

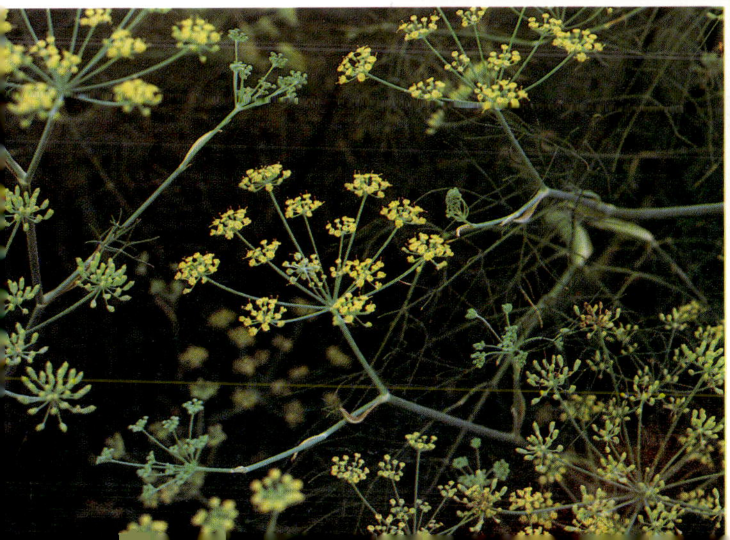

←
Fenouil.

Conseil d'utilisation usage externe

En huile essentielle et association sous forme d'inhalations.

EUCALYPTUS

ANALYSE CHIMIQUE

Liquide incolore mobile, d'odeur aromatique, à saveur chaude puis brûlante ; poids spécifique 0,910 à 0,930.

Elle est constituée par un mélange de beaucoup de cinnéol ou eucalyptol, d'aldéhyde valérianique, butyrique, capronique, d'alcool éthylique, d'alcool amylique etc.

PROPRIETES ET USAGE INTERNE

Antiseptique général et plus spécialement des voies respiratoires et urinaires - balsamique - fébrifuge - anti-rhumatismal - stimulant - vermifuge.

Conseil d'utilisation

En huile essentielle seule et plus particulièrement en association avec d'autres huiles essentielles.

PROPRIETES ET USAGE EXTERNE

Cicatrisant des brûlures et plaies diverses - pédiculose - grippe, rhume, toux, etc.

Conseil d'utilisation

En inhalation seule ou en association - en badigeonnages - en compresses.

FENOUIL

ANALYSE CHIMIQUE

Liquide incolore ou légèrement jaunâtre d'odeur spéciale aromatique, très agréable, saveur chaude et rafraîchissante, poids spécifique 0,965.

Elle est constituée par un mélange de 50 à 60 % d'anéthol qui n'existe pas dans le fenouil sauvage ou dans celui de Sicile et renferme en outre, selon les espèces, de l'aldéhyde ou de l'acide anisique, du camphre d'anis, du méthylchavicol de l'anis cétoné.

PROPRIETES ET USAGE INTERNE

Diurétique (déchlorurant et azoturique) - laxatif - vermifuge - expectorant - carminatif - emmenagogue.

(Photo page 31)

GENIEVRE

ANALYSE CHIMIQUE

Liquide incolore ou jaune pâle se résinifiant rapidement à l'air - d'odeur aro-

→
Géranium.

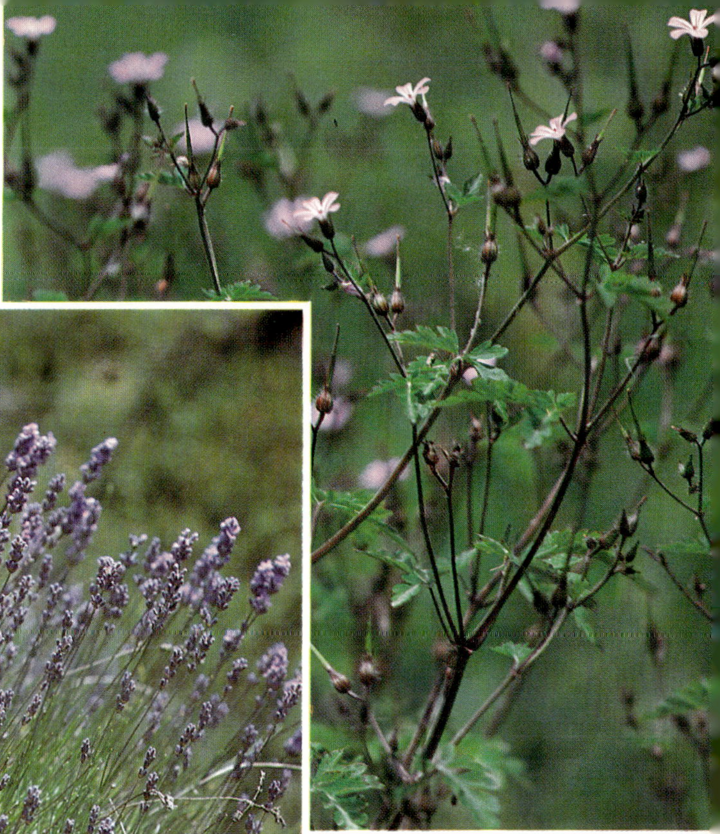

Lavande. ↓

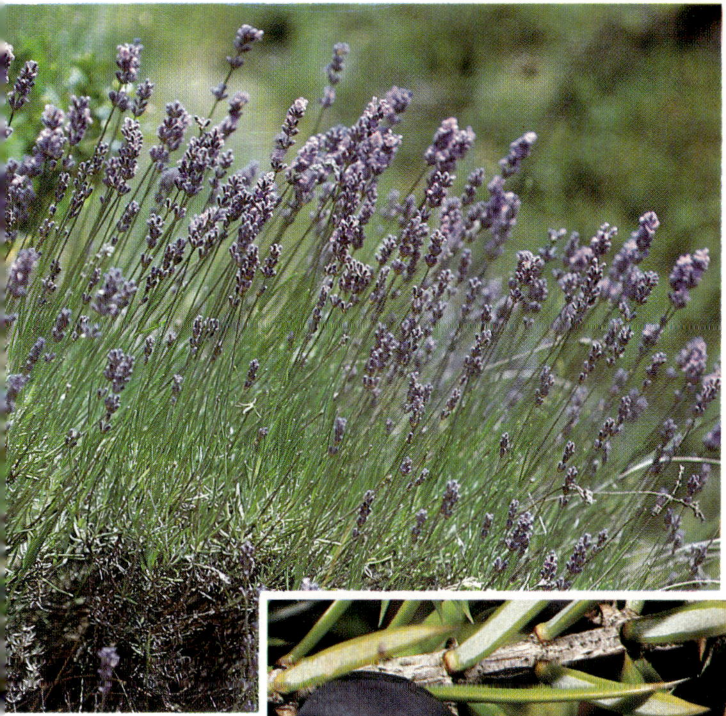

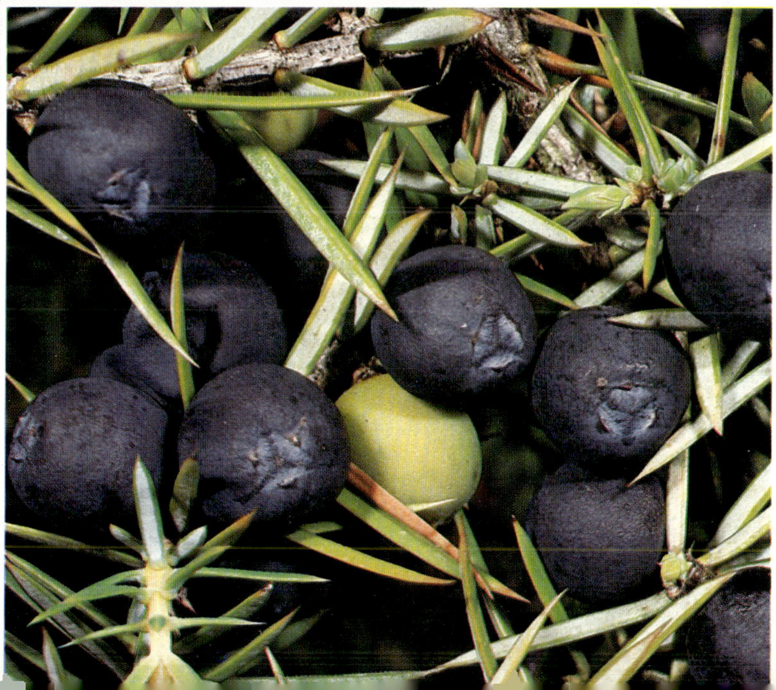

→
Genièvre.

matique forte - saveur balsamique chaude, légèrement amère - poids spécifique 0,965 à 0,885.

Elle est constituée par un mélange de camphre, de genièvre et de deux hydrocarbures dinène et cardinène.

PROPRIETES ET USAGE INTERNE

Antirhumatismal - diurétique - antiseptique sanguin, digestif, pulmonaire, urinaire - emménagogue - stomachique - tonique - antidiabétique.

Conseil d'utilisation

En huile essentielle, seule ou en association.

PROPRIETES ET USAGE EXTERNE

Eczéma, acné - séquelles de paralysie.

Conseil d'utilisation

Compresses, entre dans la composition de certains bains et lotions - bains de bouche.

(Photo page 33)

GERANIUM

ANALYSE CHIMIQUE

Liquide incolore d'odeur particulièrement agréable, saveur chaude, poids spécifique 0,892 à 0,904.

Elle est constituée par un mélange de 50 à 78 % de géraniol de citronnellol, des traces de pinène et phéllandrène, d'alcool amylique, de linalol, de menthone, d'acide tiglinique.

PROPRIETES ET USAGE INTERNE

Tonique - hémostatique - antiseptique - antidiabétique.

Conseil d'utilisation

En huile essentielle seule et le plus souvent avec d'autres huiles essentielles.

PROPRIETES ET USAGE EXTERNE

Cicatrisant (plaies, angines, stomatites, aphtes) antinévralgique - ophtalmique.

Conseil d'utilisation

En huile essentielle, seule ou en association - en compresses - en bains de bouche - en bains d'yeux. Entre dans la composition de certaines lotions.

(Photo page 33)

GAIAC

ANALYSE CHIMIQUE

Cette résine a un poids spécifique de 1,2, est fusible entre 85 et 90°, elle se dissout très facilement dans l'alcool, l'éther, les essences. Elle renferme de la gaïacorésène, de l'acide gaïaconique, de l'acide gaïarétique, de l'acide gaïacique, etc.

Cette résine était utilisée bien avant la découverte du Nouveau Monde ; on la prescrivait, ainsi que le bois de cette plante, comme antisyphilitique et comme dépuratif du sang. Nous devons son introduction en Europe à Gonzalvo Ferrand qui en envoya en Europe en 1508.

Les bois soumis à la distillation sèche donnent une essence épaisse, d'odeur agréable, à saveur spéciale d'un poids spécifique de 0,965.

Résine et essence ont sensiblement les mêmes propriétés.

PROPRIETES ET USAGE INTERNE

Stimulant - sudorifique - antigoutteux - dépuratif du sang - antiseptique des voies respiratoires.

Conseil d'utilisation

Au bain-marie en association avec d'autres huiles essentielles ou prise seule avec du miel.

GINGEMBRE

ANALYSE CHIMIQUE

Liquide jaune pâle, au poids spécifique de 0,875 à 0,886.

Elle renferme du cymène, du camphène (dextrogyre), du phéllandrène, du zingibérène, du cinéol, du géraniol, du citral, du bornéol.

PROPRIETES ET USAGE INTERNE

Stomachique - antiseptique - tonique apéritif - fébrifuge - antiscorbutique.

Conseil d'utilisation

En huile essentielle ou en association avec d'autres huiles essentielles.

PROPRIETES ET USAGE EXTERNE

Douleurs rhumatismales.

Conseil d'utilisation

En huile essentielle et en composition.

GIROFLE

ANALYSE CHIMIQUE

Liquide jaunâtre d'odeur forte persistante, saveur chaude piquante, poids spécifique 1,045 à 1,070.

Cette essence est constituée par un mélange de 80 % d'eugénol, des traces de vanilline, de furfurol, de génate acétique, d'alcool méthylique, d'éther méthylique, d'acide benzoïque.

PROPRIETES ET USAGE INTERNE

Antiseptique très puissant - antinévralgique - antispasmodique - tonique utérin (accouchement) - vermifuge - stomachique, carminatif.

Conseil d'utilisation

En huile essentielle seule ou en association.

Nos travaux et nos expériences ont montré que l'essence de girofle est beaucoup plus active lorsqu'elle est employée seule. Elle fait partie d'un groupe d'essences de base dont les résultats sont surprenants dans diverses affections dentaires.

PROPRIETES ET USAGE EXTERNE

Plaies diverses - ulcères - parasiticide - névralgies dentaires.

Conseil d'utilisation

En huile essentielle pure ou diluée, seule ou en association ; compresses, pansements, bains de bouche, etc.

HYSOPE

ANALYSE CHIMIQUE

Liquide incolore d'un poids spécifique de 0,925.

Elle est constituée par un mélange de pinocamphone, de pinène, nopinène, hysopine, saponine, choline, nitrate de potassium.

PROPRIETES ET USAGE INTERNE

A haute dose, l'essence est toxique et épileptisante ; sa toxicité est toutefois inférieure à celle de l'absinthe. Convient à toutes les affections de l'appareil respiratoire : elle aide et modifie l'expectoration, s'oppose à la stase des colles et autres déchets (tuberculose, asthme, bronchite, rhume, toux) ; atonie digestive, colite, ballonnement, parasites intestinaux, fièvre éruptive, stimulant bulbaire, hypertenseur, diurétique, stomachique, emménagogue.

Conseil d'utilisation

En huile essentielle seule ou en association.

PROPRIETES ET USAGE EXTERNE

Cicatrisant : plaies diverses, ecchymoses, eczéma, etc.

Conseil d'utilisation

Seule ou diluée, en cataplasmes, en lavage de plaies, en association avec d'autres huiles essentielles.

HAMAMELIS

ANALYSE CHIMIQUE

Liquide mobile, incolore ou jaune brunâtre, d'odeur spéciale, saveur légèrement aromatique, poids spécifique 0,900.

Elle est constituée par un mélange de terpène dextrogyre, d'hydrocarbures saturés, de pinène, d'une substance phénolique mal définie, d'éther et d'acides mal définis.

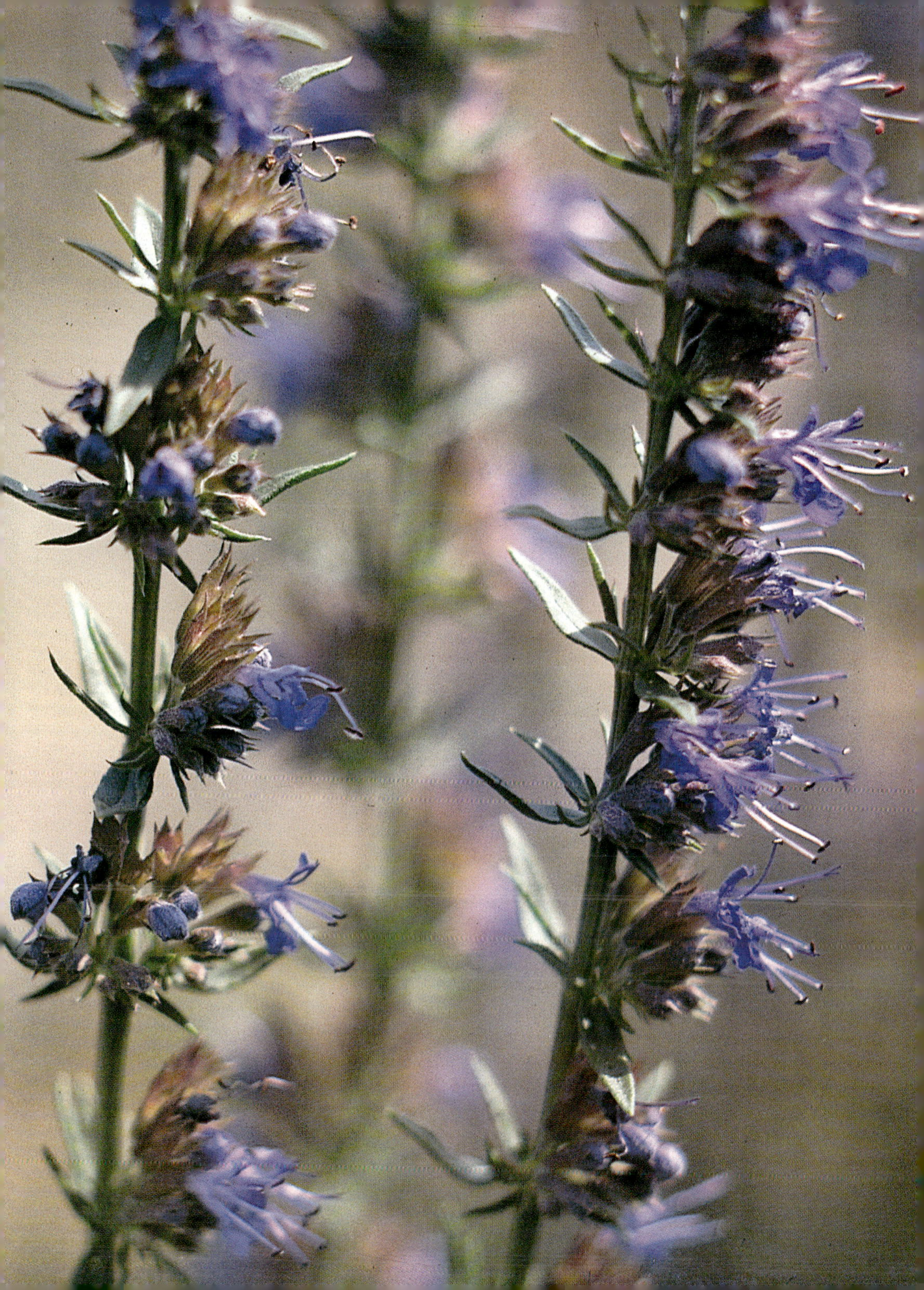

PROPRIETES ET USAGE INTERNE-EXTERNE

Sédative - astringente - analgésique vasoconstrictive (varices) - tonique par son action sur la tunique des veines - hémostatique - stomachique.

Conseil d'utilisation

En association avec des huiles essentielles.

LAVANDE

ANALYSE CHIMIQUE

Liquide incolore légèrement jaunâtre. Poids spécifique de 0,885 à 0,895.

Renferme du linalol, de l'acétate de géranyle, de l'acétate de linalyne, du propionate de linalyle, du cinéol, du bornéol, du géraniel, du furfurol, de l'alcool amylique, du pinène, du limonène, etc. et des traces de coumarine.

PROPRIETES ET USAGE INTERNE

Nous la considérons comme étant l'une des essences de base au même titre que le citron, l'ail, la sauge, le romarin. Antiseptique des voies pulmonaires (modifie les sécrétions bronchiques) - antiseptique - bactéricide - analgésique, calme l'excitabilité cérébro-spinale - tonique - toni-cardiaque - calmant les nerfs du cœur - stimule la motricité intestinale, augmente les sécrétions gastriques - antirhumatismal - hypotenseur - emménagogue - diurétique et sudorifique.

Conseil d'utilisation

Le plus souvent utilisée en association avec d'autres huiles essentielles qui lui sont complémentaires, néanmoins, elle possède à elle seule d'innombrables propriétés.

PROPRIETES ET USAGE EXTERNE

Par ses qualités antiseptiques, elle convient à toutes les plaies, eczéma, brûlures. Nous l'avons utilisée avec succès dans les fissures anales sanglantes (hémorroïdes), pure ou diluée.

Conseil d'utilisation

Seule, en association, pure, diluée, en cataplasme, compresses, masques. Elle entre dans la composition de bains, lavements, dentifrices, shampooings et solutions à vaporiser.

(Photo page 33)

MARJOLAINE

ANALYSE CHIMIQUE

Liquide jaunâtre d'odeur aromatique d'un poids spécifique de 0,80 à 0,91.

Elle est constituée par un mélange de terpinène, de terpinol, de camphre, de bornéol, etc.

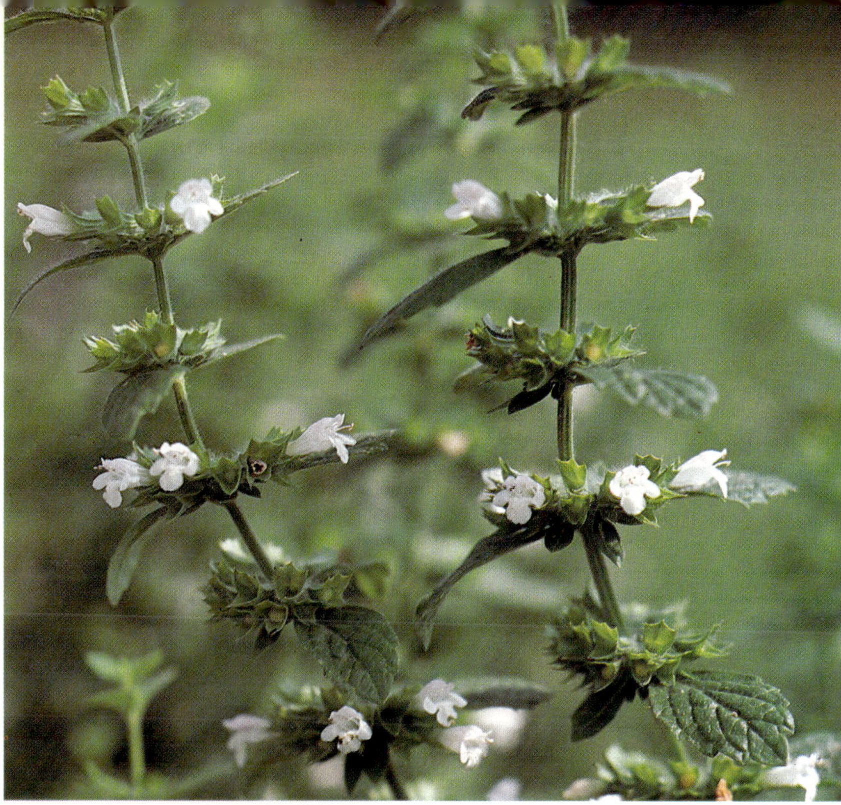

↑ *Mélisse.*

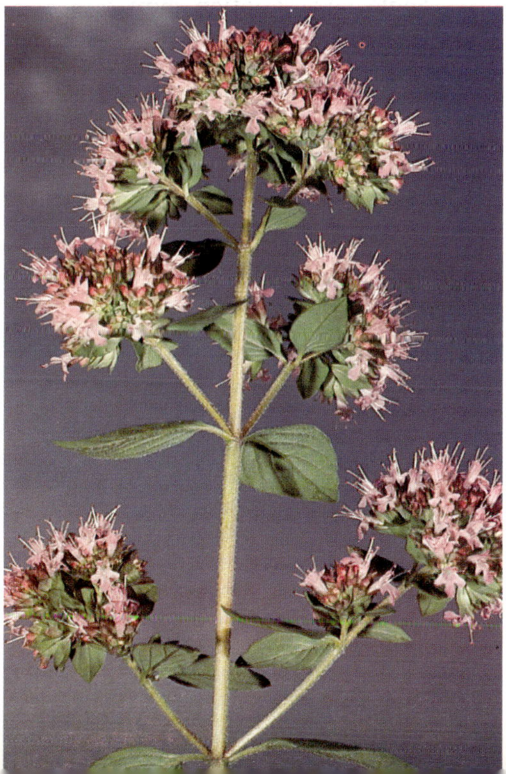

← *Marjolaine.*

PROPRIETES ET USAGE INTERNE

Hypotenseur, par son action vagotonisante, elle augmente le tonus du parasympathique en diminuant celui du sympathique - vaso-dilatateur artériel - à haute dose, elle est stupéfiante - carminatif - digestif - vulnéraire - fortifiante.

Conseil d'utilisation

En huile essentielle seule ou le plus souvent en association.

PROPRIETES ET USAGE EXTERNE

En fumigations, en onctions (douleurs rhumatismales), en bains (fortifiant puissant pour les enfants).

(Photo p. 39)

MELISSE

ANALYSE CHIMIQUE

Liquide jaune pâle ou incolore, d'odeur citronnée, à saveur rafraîchissante, poids spécifique 0,894 à 0,924.

Elle est constituée par un mélange de citral, de citronellale, de pinène et de dipentène.

PROPRIETES ET USAGE INTERNE

Stomachique - franc stimulant de l'estomac - carminatif - sédatif.

Conseil d'utilisation

En huile essentielle sur un morceau de sucre, dans le miel ou en liquide. En association avec d'autres huiles essentielles.

PROPRIETES ET USAGE EXTERNE

Plaies diverses ; à utiliser en association avec d'autres huiles essentielles.

(Photo page 39)

MENTHE (OFFICINALE)

ANALYSE CHIMIQUE

Liquide incolore ou légèrement jaune verdâtre, d'odeur particulière rappelant celle de la menthe. Poids spécifique de 0,900 à 0,910.

Elle est constituée par un mélange de 45 % de menthol, de menthone, d'acétate de menthyl, de terpène, de pinène, de phéllandrène et d'éther et acide acétique, valérianique, etc.

PROPRIETES ET USAGE INTERNE

Stomachique - antispasmodique gastrique et colique - antiseptique général (surtout intestinal) - emménagogue - vermifuge - stimulant du système nerveux.

Conseil d'utilisation

2 à 3 gouttes par jour, seule ou en association avec d'autres huiles essentielles.

PROPRIETES ET USAGE EXTERNE

Convient pour la gale - éloigne les moustiques - entre dans la composition des dentifrices aux huiles essentielles - en inhalations dans les affections respiratoires - en onctions - soulage les migraines, calme les névralgies dentaires.

Il existe d'autres variétés d'essence de menthe. Elles se différencient par leur poids spécifique de 0,890 à 0,927, par leur pourcentage en menthol qui varie entre 41 et 91 %, par leur pourcentage en menthol libre de 35,7 à 85 %, par leur menthène qui varie de 8,9 à 12,6 %.

L'essence de menthe anglaise, américaine, japonaise, chinoise, allemande, hongroise, russe, française. Leur propriété peut donc varier suivant la nature de leurs composants.

MYRRHE

ANALYSE CHIMIQUE

Liquide incolore ou jaunâtre à saveur aromatique, d'un poids spécifique de 0,962.

Elle est constituée par un mélange d'acides acétique et formique, myrrhobolique, de métacrésol, du cuminol, d'aldéhyde cinnamique, d'eugénol, de pinène lévogyre, de cardinène, de dipentène et de limonène. Elle est utilisée depuis la plus haute antiquité. Elle entrait dans la composition des produits d'embaumement.

PROPRIETES ET USAGE INTERNE

La myrrhe, de toutes les huiles essentielles, est celle qui a le plus grand pouvoir de réfection cellulaire et de cicatrisation des tissus - tuberculose - cancérose - ulcères internes divers - cicatrisation des intestins - irritations diverses : gorge, amygdales, inflammation des muqueuses (bouche, tube digestif) - cicatrisant des plaies utérines.

Conseil d'utilisation

1 goutte pour 40 g. de miel (3 cuillerées par jour loin des repas).

PROPRIETES ET USAGE EXTERNE

Onguents, emplâtres divers contre les ulcères.

Conseil d'utilisation

Seule ou avec d'autres huiles essentielles.

(Photo page 42)

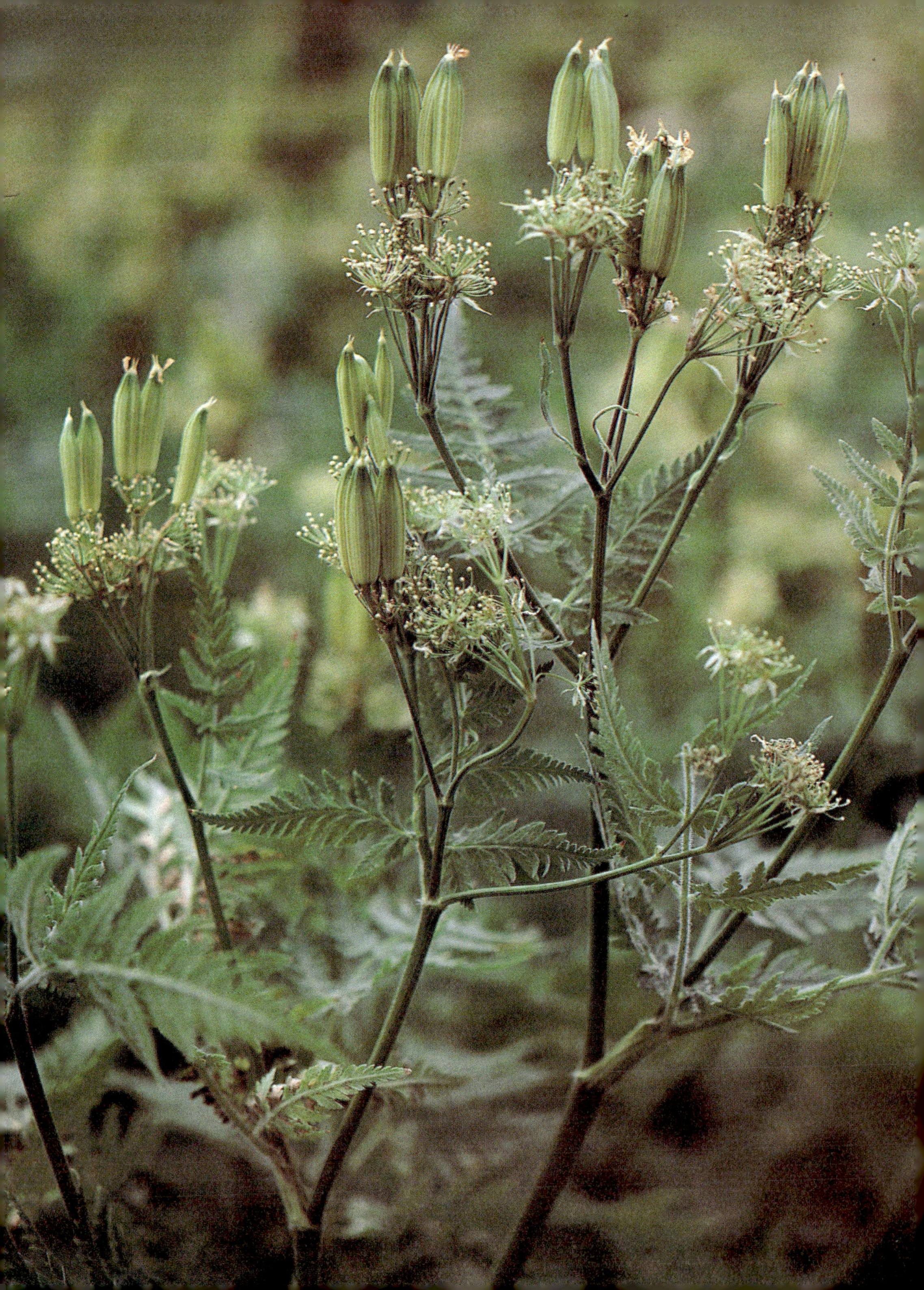

MYRTE

ANALYSE CHIMIQUE

Se présente sous la forme d'un liquide incolore d'un goût âcre.

PROPRIETES ET USAGE INTERNE

Astringente - cicatrisante - diurétique - stomachique - antidiarrhéique - antidiabétique - antirhumatismale - troubles de la ménopause - antiseptique des voies respiratoires.

Conseil d'utilisation

Seule ou en association : 2 à 3 gouttes - en inhalation seule ou avec d'autres huiles essentielles.

PROPRIETES ET USAGE EXTERNE

Cicatrisante des plaies - utilisée en physio-esthétique dans les soins de la peau.

NIAOULI

ANALYSE CHIMIQUE

Liquide jaune clair d'odeur spéciale, d'un poids spécifique de 0,920.

Elle est constituée par un mélange de 66 à 70 % de cinéol, de terpinol de dipentène, de pinène, d'éthers, des acides butyrique, isolvalérianique et acétique.

PROPRIETES ET USAGE INTERNE

Antiseptique général - antiseptique des bronches (bronchites diverses, tuberculose pulmonaire, sinusite) - antiseptique des voies urinaires (cystites, urétérites, etc.) - analgésique - antirhumatismal - vermifuge - anticatarrhal.

PROPRIETES ET USAGE EXTERNE

Vulnéraire (plaies diverses, brûlures, fistules) - laryngite, bronchite.

Conseil d'utilisation

En fumigation, en gargarisme, en cataplasme.

N.B. : le goménol est une essence de niaouli de la région de Gomen (Nouvelle Calédonie). Elle est purifiée et débarrassée de ses aldéhydes irritantes.

NOIX DE MUSCADE

ANALYSE CHIMIQUE

Liquide incolore, légèrement jaunâtre, d'odeur spéciale aromatique épicée ; poids spécifique 0,900 à 0,920.

Elle est constituée par un mélange de limonène, de cymène, de piène, de myristicol, de myristicine, etc.

PROPRIETES ET USAGE INTERNE

Carminatif - digestif - stomachique - antiputride - antiseptique - édulcorant - dissolvant des calculs biliaires.

PROPRIETES ET USAGE EXTERNE

Douleurs rhumatismales - peut entrer dans la composition de lotions à cet usage.

OIGNON

ANALYSE CHIMIQUE

Partie utilisée : le bulbe et son suc. Renferme un glucoside qui, hydrolisé, met en liberté de l'essence. Celle-ci se présente sous la forme d'un liquide jaunâtre, d'odeur particulière et désagréable. Poids spécifique de 1,03.

Elle est constituée de divers sulfures. Le bulbe et le suc sont riches en sucre, vitamines, sels minéraux, sodium, potassium, phosphate, nitrate, calcaire, fer, soufre, iode, silice, acides phosphoriques et acétiques, disulfure d'allyle et de propyle, des oxydases et des diastases.

PROPRIETES ET USAGE INTERNE

Antiseptique - anti-infectieux - antistaphylococcique - antibiotique naturel - stimulant général des systèmes nerveux, hépatique, rénal ; diurétique puissant par son action dissolvante et éliminatrice de l'urée et chlorures - antirhumatismal - expectorant - digestif (participe à la digestion des féculents) - vermifuge - antiscrofuleux - utilisée avec profit dans les cellulites - engorgements hépatiques, artériose et toutes affections respiratoires (asthme, bronchite, laryngite, etc.) - antirachitique - vermifuge (parasites intestinaux) - hypo-glycémiant par sa glucokinine (diabète).

Conseil d'utilisation

Bulbe frais haché - suc obtenu à la centrifugeuse - cuit mais perd à ce moment-là une partie de ses diastases et vitamines.

PROPRIETES ET USAGE EXTERNE

Abcès, furoncles (en cataplasmes) - migraines (cataplasmes) - otite (quelques gouttes dans l'oreille) - verrues (suc) - hémorroïdes (cataplasme oignon cru) - plaies, coupures, brûlures (fine pellicule qui sépare chaque couche de l'oignon) - s'avère un excellent pansement aseptique - névralgies dentaires.

OLIBAN
(encens)

ANALYSE CHIMIQUE

Se présente sous la forme d'un liquide incolore légèrement jaunâtre. Poids spécifique 0,885.

Elle est constituée par un mélange de phéllandrène, de pinène dextrogyre, de dipentène, de cardinène, de camphène, de paracymol, d'olibanol.

Connue de la plus haute antiquité (Egypte, 18 siècles avant notre ère), les Phéniciens l'utilisaient pour parfaire leurs masses résineuses à l'embaumement. La Bible nous apprend qu'ils l'utilisaient comme balsamique. De tout temps, son usage est répandu dans les "milieux initiatiques" pour des propriétés bien spéciales que nous ne commenterons pas ici.

PROPRIETES ET USAGE INTERNE

Cicatrisante (plaies et ulcères internes) - astringente, balsamique - sudorifique.

Conseil d'utilisation

Sous sa forme résinoïde, mélangée avec du miel : 1 g. pour 30 g. de miel, en huile essentielle seule ou en association.

PROPRIETES ET USAGE EXTERNE

Seule ou en association (traitement des plaies et ulcères).

ORANGER
(essence de fleurs)

ANALYSE CHIMIQUE

Liquide incolore d'odeur très agréable, d'un poids spécifique de 0,870 à 0,890.

Elle est constituée par un mélange de 20 à 30 % de linalol, de 20 % de limonène, de 40 % d'acétate de linalyle, de 3 % de géraniol, de 1 % de paraffine, des traces de pinène, de camphène, etc.

PROPRIETES ET USAGE INTERNE

Antispasmodique - antinervin - léger hypnotique, diminue l'amplitude des contractions du muscle cardiaque (spasmes, palpitations) - antidiarrhéique - combat les insomnies.

Conseil d'utilisation

1 à 3 gouttes par jour sur un morceau de sucre, seule ou en association.

(Photo page 46)

ORANGE
(écorce)

ANALYSE CHIMIQUE

Liquide jaune verdâtre d'odeur agréable, d'un poids spécifique de 0,852.

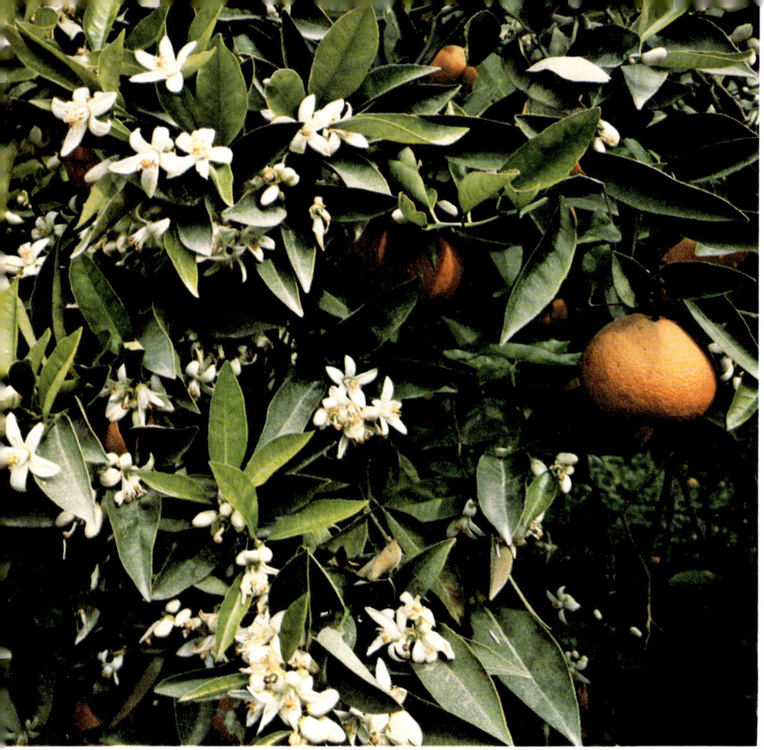

←
Oranger.

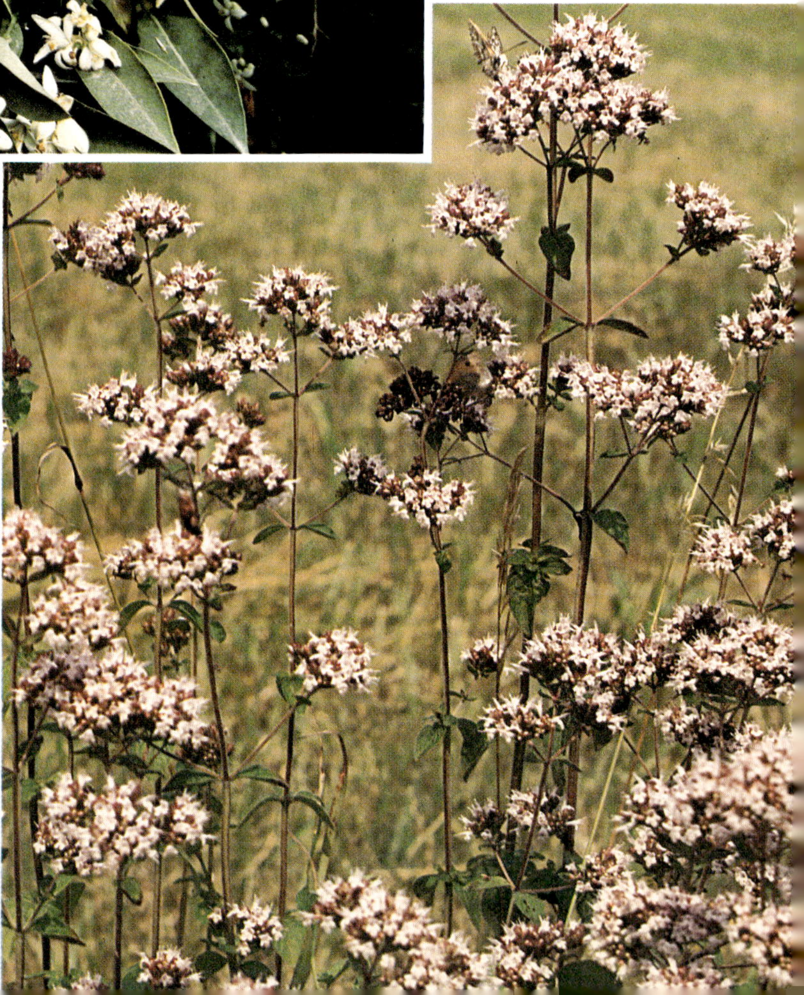

→
Origan.

Elle est constituée d'un mélange de citral, de citronellal, de linalol, de pinène dextrogyre, d'éther méthylique, etc.

PROPRIETES ET USAGE INTERNE

Stomachique - tonique - stimulant - édulcorant.

Conseil d'utilisation

1 à 3 gouttes plusieurs fois par jour.

ORIGAN
(essence d'origan, d'origanum vulgare)

ANALYSE CHIMIQUE

Liquide jaune rougeâtre d'odeur épicée, poids spécifique de 0,940 à 0,980.

Elle est constituée par un mélange de cymène, de carvacrol, de linalol, de cymol, de terpène. Elle servait à préparer l'électuaire au safran préconisé par les anciens.

PROPRIETES ET USAGE INTERNE

Antispasmodique - stomachique - expectorant - antiseptique des voies respiratoires - bronchite, tuberculose, asthme, etc. - antirhumatismal - emménagogue.

(Photo page 46)

PROPRIETES ET USAGE EXTERNE

Parasiticide - nous trouvons d'autres essences d'origan : origan de Crète, de Smyrne, de Syrie. Ce qui les différencie, c'est la densité, la variation du pourcentage de carvacrol, etc.

PATCHOULI
(Résinoïde lourde)

ANALYSE CHIMIQUE

Se présente sous la forme d'un liquide jaune verdâtre ou brunâtre assez épais. Poids spécifique 0,970.

Elle renferme du camphre de patchouli, du cardinène, de l'alcool patchoulique, du patchoulène, des traces d'aldéhyde benzilique et cinnanique, de l'eugénol et un alcool très aromatique.

PROPRIETES ET USAGE INTERNE

A une action sur le système végétatif - stimulant de l'assimilation - stimulant des tissus organiques.

Conseil d'utilisation

Dans le miel comme la myrrhe.

Conseil d'utilisation en usage externe

Utilisée dans les bains en association avec d'autres huiles essentielles.

PERSIL

ANALYSE CHIMIQUE

Liquide incolore ou jaune verdâtre d'odeur et saveur particulières rappelant celles du persil. Poids spécifique 1,05 à 1,10.

Elle est constituée par un mélange d'apiol, de dillapiol, de pinène lévogyre, d'acide palmitique, etc.

PROPRIETES ET USAGE INTERNE

Diurétique - cholagogue - emménagogue - carminatif - antiseptique, antiblennoragique - vermifuge - donne de très bons résultats dans les cas de : jaunisse, artériosclérose, lithiases urinaire et biliaire, suppuration des voies urinaires, dissolvant des calculs rénaux.

Conseil d'utilisation

Seule ou avec d'autres huiles essentielles.

PROPRIETES ET USAGE EXTERNE

Seule ou en association avec d'autres huiles essentielles - contusions, coupures, piqûres d'insectes.

PIN
(sylvestre)

ANALYSE CHIMIQUE

Liquide incolore.

Elle est constituée par un mélange de pinène, de sylvestrène, de dipentène, de cardinène, d'acétate de bornyl, de terpinol.

Il existe d'autres essences : le pinus cambodgien, le pinus naralensis, le pinus longifolia, le pinus pumilic, le pinus finlandais. Ils diffèrent entre eux par leur densité et le pourcentage des constituants.

PROPRIETES ET USAGE INTERNE

Antiseptique, voies respiratoires, modifie les sécrétions - antiseptique des voies urinaires et hépatiques - stimulant (cortico-surrénales) - rubéfiant - antirachitique.

Conseil d'utilisation

3 à 5 gouttes par jour, seule ou en association.

PROPRIETES ET USAGE EXTERNE

Grippe, sinusite, bronchite (en inhalations) - en bains.

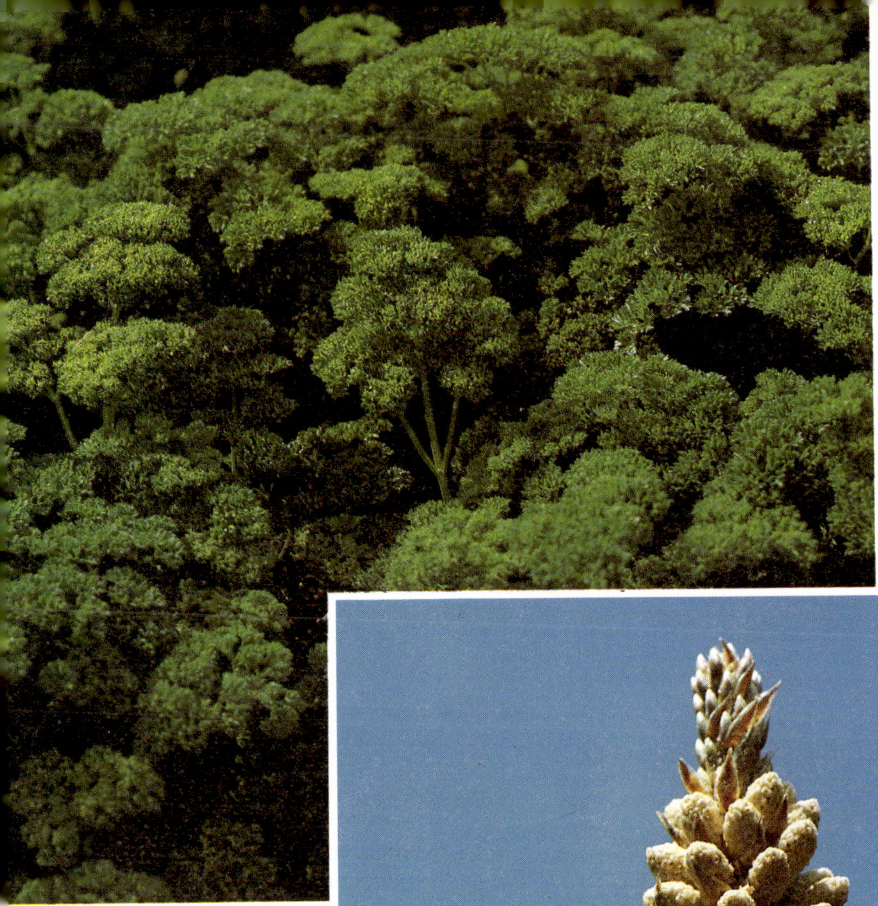

Persil. ↑

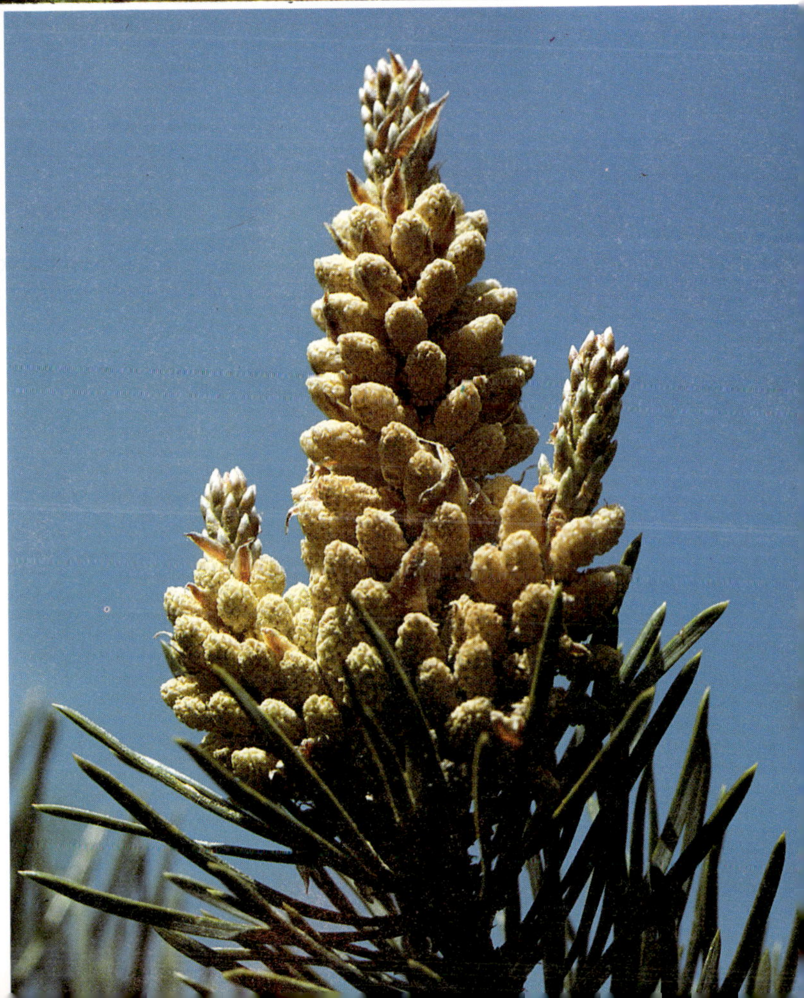

→
Pin sylvestre.

ROMARIN

ANALYSE CHIMIQUE

Liquide limpide ou légèrement jaune verdâtre.

Elle renferme du pinène, du camphène, du bornéol, de l'acétate de bornyl, du valérianate de bornyl, du cinéol et du camphre ordinaire.

PROPRIETES ET USAGE INTERNE

Stimulant général - cardio-tonique - stimulant cortico-surrénales - hypertenseur - stomachique - béchique (asthme, bronchite, coqueluche, grippe, etc.) - antidiarrhéique (infections intestinales, colites, etc.) - antiputride - cholagogue - cholérétique - ictère, hépatisme, obstruction, lithiase biliaire, cirrhose, etc. - carminatif - diurétique - sudorifique - emmenagogue - céphalique, migraines etc. - antisyncopal - affections du système nerveux - troubles cardiaques et nerveux.

Conseil d'utilisation

3 gouttes par jour, seule ou en association avec d'autres huiles essentielles.

PROPRIETES ET USAGE EXTERNE

En compresses, en onctions avec d'autres huiles essentielles (rhumatismes) - en bains seule ou avec d'autres huiles essentielles - antirhumatismale fortifiante - pédiculose - gale.

(Photo page 51)

ROSE

ANALYSE CHIMIQUE

Liquide épais, jaune clair ou incolore, d'un poids spécifique de 0,849 à 0,862.

Elle est constituée de géraniol, de 20 à 30 % de citronéol de 12 à 14 % de stéaroptène et de linalol, de nérol, du citral, de l'alcool phényléthylique, de l'aldéhyde nonylique, de l'eugénol et du farnésol. Les pourcentages varient suivant l'espèce des roses (roses allemande, australienne, bulgare, française, persane).

PROPRIETES ET USAGE INTERNE

Stomachique - astringente - hémostatique - cholagogue - cicatrisante.

Conseil d'utilisation

Seule ou en association avec d'autres huiles essentielles.

PROPRIETES ET USAGE EXTERNE

Cicatrisante (plaies diverses) - ulcères - lavage de bouche, gargarisme - lavage d'yeux (en association avec d'autres huiles essentielles).

(Photo page 52)

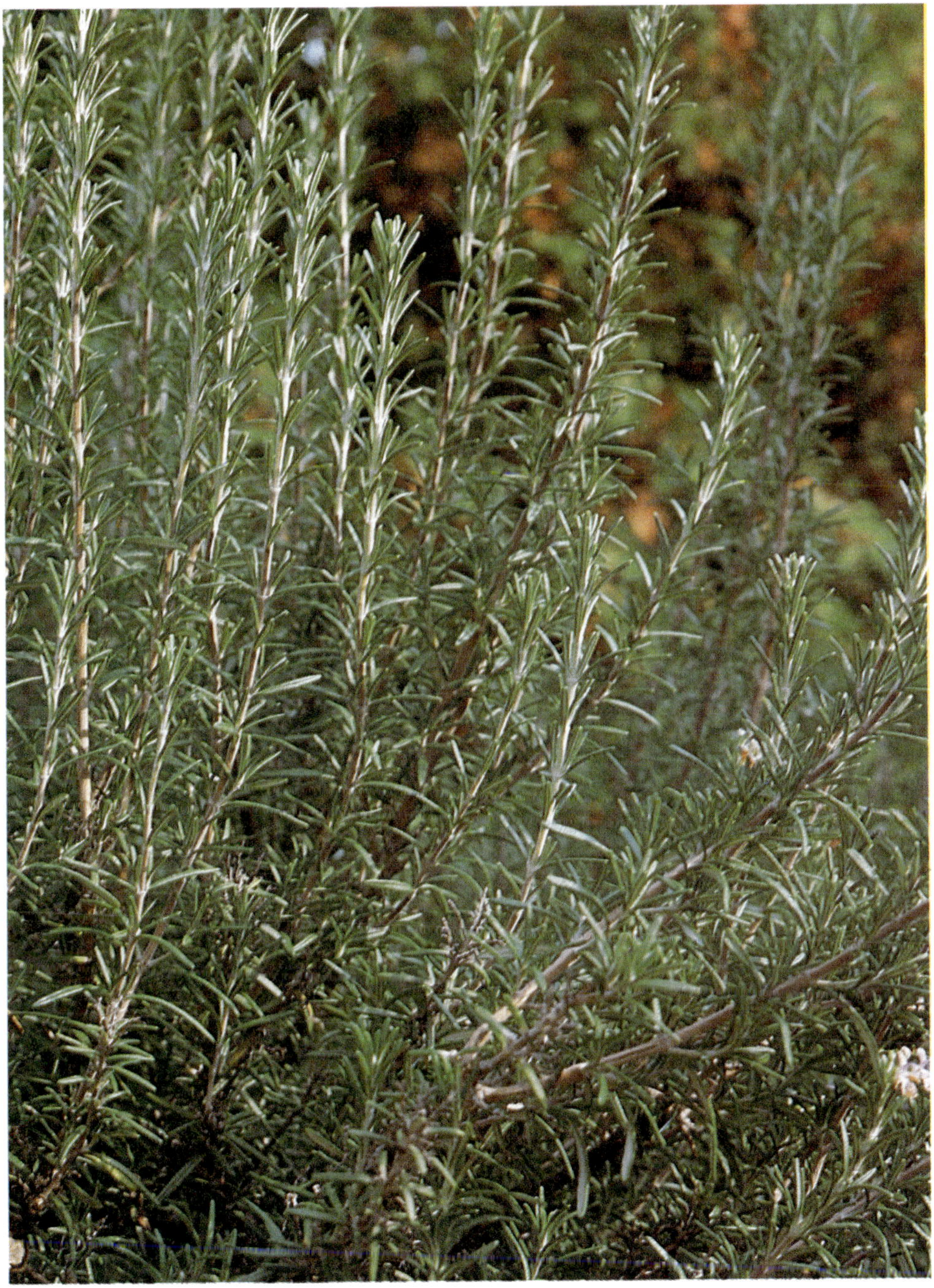

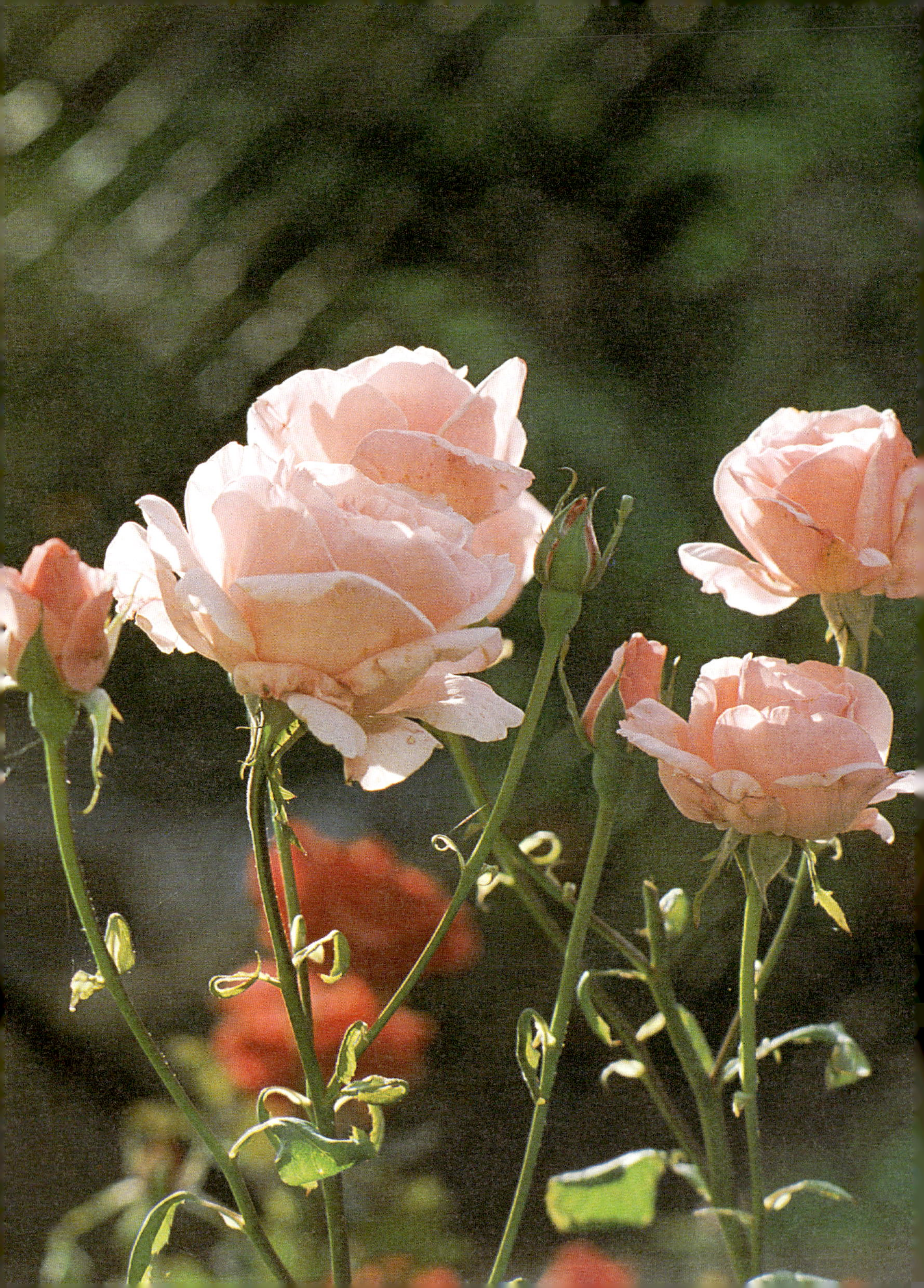

SANTAL

ANALYSE CHIMIQUE

Liquide épais incolore ou jaune pâle légèrement amer, d'un poids spécifique de 0,975 à 0,978.

Elle renferme de 80 à 88 % de santalons, qui est une cétone de l'acide santalique, de l'acide thérésantalique et de l'aldéhyde isovalérianique.

PROPRIETES ET USAGE INTERNE

Antiseptique des voies pulmonaires - antiseptique des voies urinaires (cystite, colibacillose) - antidiarrhéique.

Conseil d'utilisation

Seule ou en association (afin qu'elle soit bien supportée par l'organisme et en particulier par le tube digestif, on l'utilisera à des doses normales de 2 à 3 gouttes par jour).

SANTOLINE

ANALYSE CHIMIQUE

Liquide incolore d'odeur spéciale à saveur chaude.

Elle est constituée par des terpènes, éther phénolique et par une cétone ou santolinone.

PROPRIETES ET USAGE INTERNE

Antispasmodique - stomachique - emménagogue - sédatif - vermifuge.

Conseil d'utilisation

Seule ou associée avec d'autres huiles essentielles.

SARRIETTE

ANALYSE CHIMIQUE

Liquide jaunâtre d'odeur légèrement thymolée. Poids spécifique de 0,895 à 0,913.

Elle est constituée par un mélange de 30 % de carvacrol, 20 % de cymol, 5 % de thymol, du cymène, du pinène, etc. Selon la provenance, le pourcentage de ses constituants et notamment le carvacrol peut varier sensiblement.

PROPRIETES ET USAGE INTERNE

Stomachique, carminatif, cicatrisant, stimulant des cortico-surrénales - antiputride - expectorant - antidiarrhéïque - vermifuge.

Conseil d'utilisation

En huile essentielle, 2 gouttes par jour, seule ou en association.

(Photo page 61)

PROPRIETES ET USAGE EXTERNE

Plaies diverses - surdité.

SASSAFRAS

ANALYSE CHIMIQUE

Liquide incolore s'oxydant très rapidement en se résinifiant. Poids spécifique 1,070 à 1,089.

Elle est constituée par un mélange de 90 % de safrol, de pinène, de phéllandrène, de sesquiterpène, d'eugénol, de camphre.

PROPRIETES ET USAGE INTERNE

Stimulant général - carminatif - sudorifique - diurétique - rubéfiant - antirhumatismal - antiseptique urinaire.

Conseil d'utilisation

En huile essentielle, 2 gouttes par jour, en association avec d'autres huiles essentielles.

PROPRIETES ET USAGE EXTERNE

Douleurs rhumatismales (en onction) pure ou avec d'autres huiles essentielles.

SAUGE

ANALYSE CHIMIQUE

Liquide vert jaunâtre d'un poids spécifique de 0,915 à 0,930.

Renferme du pinène, du salvène, du cynéol, de la thuyone, du bornéol, de l'acétate de bornyle. Il existe d'autres sauges qui diffèrent par leurs composants.

PROPRIETES ET USAGE INTERNE

Stimulant général (cortico-surrénales) - équilibrant du vago-sympathique - stomachique - carminatif - antiseptique - dépuratif - hypertenseur - emménagogue - provoque des modifications comparables à la folliculine - antilaiteux - astringent, cicatrisant - antidiarrhéïque - béchique (bronchite, asthme, grippe) - diurétique.

Conseil d'utilisation

3 gouttes par jour seule ou en association.

PROPRIETES ET USAGE EXTERNE

Plaies diverses (cataplasmes avec argile) - stomatites, aphtes, laryngite, névralgies dentaires : en bains de bouche et gargarismes - entre dans la composition des dentifrices.

La sauge fait partie des essences de base mais ne devra pas être utilisée à forte dose.

(Photo page 55)

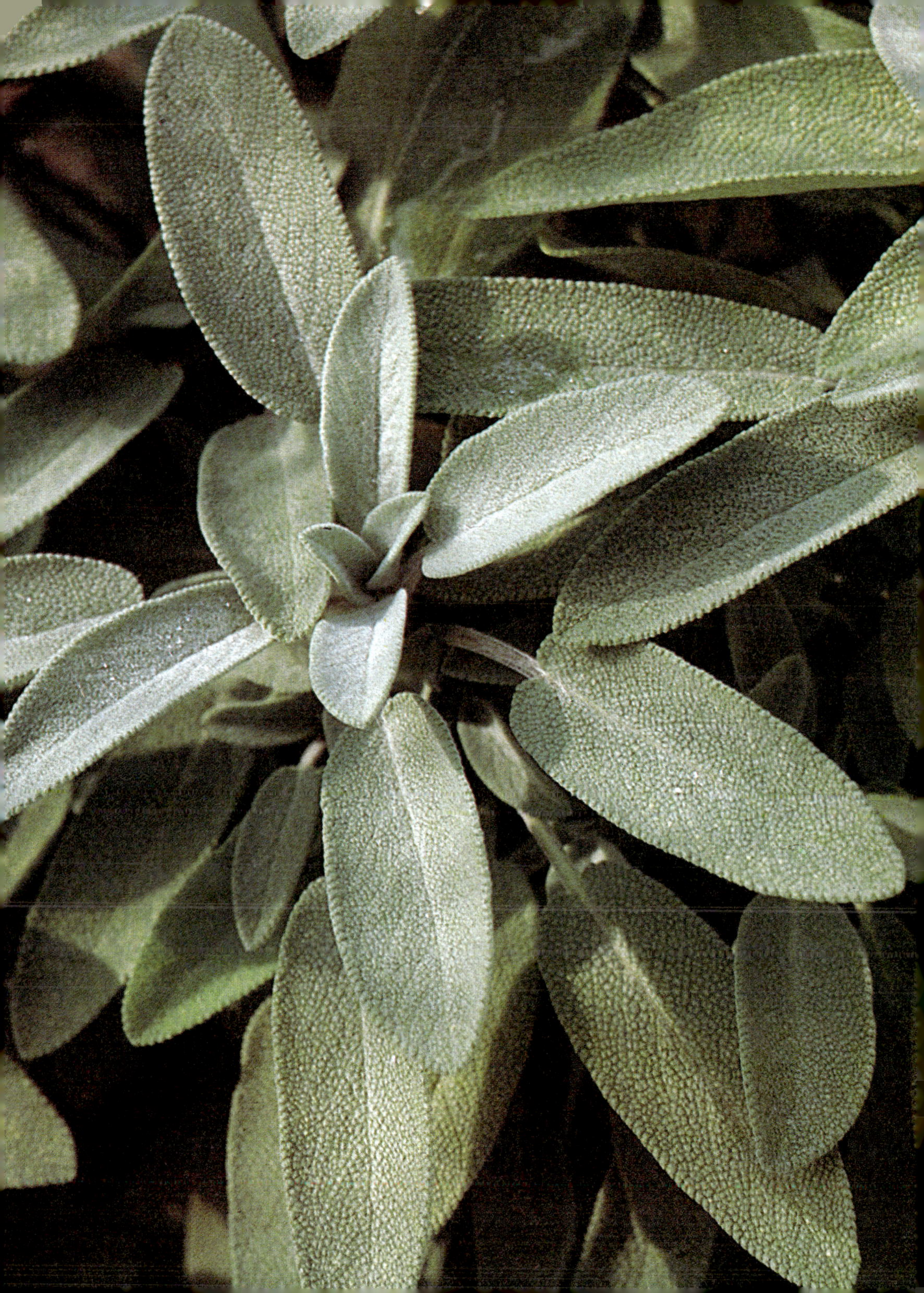

SERPOLET

ANALYSE CHIMIQUE

Liquide incolore ou légèrement jaunâtre, poids spécifique 0,905 à 0,920.

Elle renferme du thymol, du cymol, du carvacrole, du pinène, du dipantène, des traces de terpène.

PROPRIETES ET USAGE INTERNE

Béchique, expectorant, modificateur des sécrétions - stomachique - antispasmodique - hypertenseur - antiseptique général des voies respiratoires - carminatif - sudorifique.

Conseil d'utilisation

Seule ou en association.

PROPRIETES ET USAGE EXTERNE

Bactéricide - cicatrisant - antirhumatismal - parasiticide. Utilisée en inhalation et en vaporisation ainsi qu'en onction.

TEREBENTHINE

ANALYSE CHIMIQUE

On rencontre plusieurs sortes de térébenthine dont les principales sont : de Venise, de Strasbourg, de Bordeaux, du Canada, d'Amérique, d'Inde, de Finlande et d'Autriche. Leur couleur varie du jaune verdâtre au jaune rougeâtre. Leur poids spécifique varie entre 0,950 et 0,990.

Elle est constituée d'un mélange de pinène, de nopène, de caphène, de fenchène, de terpènes, d'acides, d'alcools.

PROPRIETES ET USAGE INTERNE

Expectorant, modificateur des sécrétions bronchiques - antiseptique, balsamique, antiseptique des voies urinaires (cystites, urètrites) - hémostatique, diurétique (dissolvant des calculs biliaires) - laxatogène.

Conseil d'utilisation

Pure, mais le plus souvent en association.

PROPRIETES ET USAGE EXTERNE

Antirhumatismal (onctions) - antiarthritique (bains) - pédiculose (bains de pieds).

THUYA

ANALYSE CHIMIQUE

Liquide incolore ou jaune pâle, poids spécifique 0,915.

Elle est constituée par un mélange de thuyone, de fenchène, de pinène dextrogyre, de divers éthers, d'acides acétiques, d'hydrocarbone, de bornéol lévogyre et de thuyène.

PROPRIETES ET USAGE INTERNE

Expectorant - béchique - sudorifique - antirhumatismal - diurétique - emménagogue - affections de l'appareil urinaire, incontinence d'urine.

Conseil d'utilisation

Seule ou en association.

PROPRIETES ET USAGE EXTERNE

Corricide (en application seule) - gargarismes (végétations).

THYM

ANALYSE CHIMIQUE

Liquide incolore aromatique agréable, poids spécifique de 0,905 à 0,930.

Elle est constituée par un mélange de 20 à 26 % de thymol, carvacrol, de bornéol, de linalol, de cymol, de cymène, de pinène, de dipentène, d'acétate de bornyle. C'est une des essences de base.

PROPRIETES ET USAGE INTERNE

Stimulant général physique et psychique - stimulant de la circulation périphérique - hypertenseur - stimule la leucocytose dans les maladies infectieuses - stomachique - expectorant, antiseptique des voies pulmonaires, modificateur des sécrétions - diurétique - sudorifique - carminatif - vermifuge - antispasmodique.

Conseil d'utilisation

1 à 3 gouttes par jour, seule ou en association.

PROPRIETES ET USAGE EXTERNE

Antiseptique (plaies) : cataplasmes + argile - cicatrisant - antirhumatismal (onctions) - entre dans la composition des bains révulsifs - parasiticide en vaporisation - pédiculose (en application).

(Photo page 58)

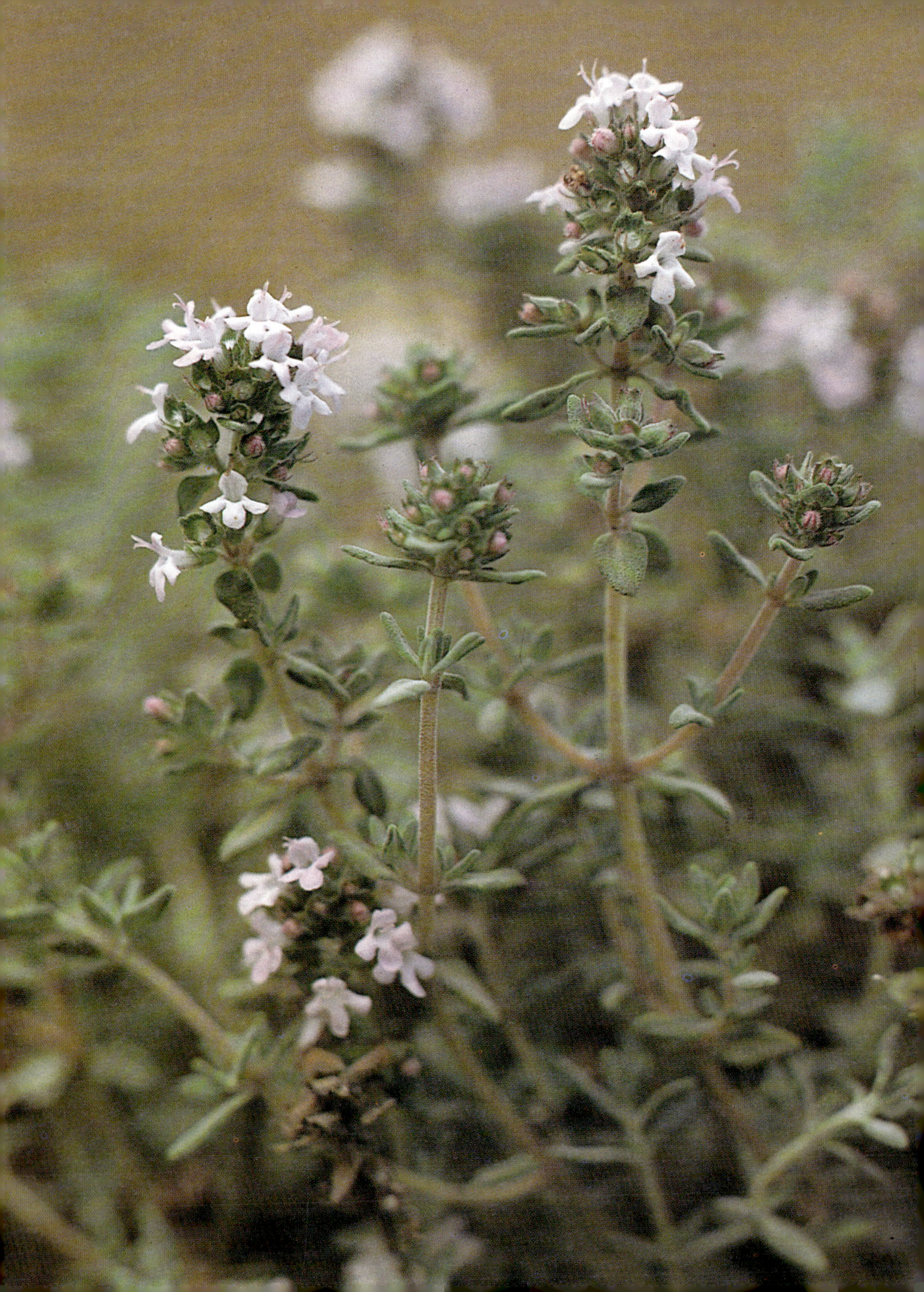

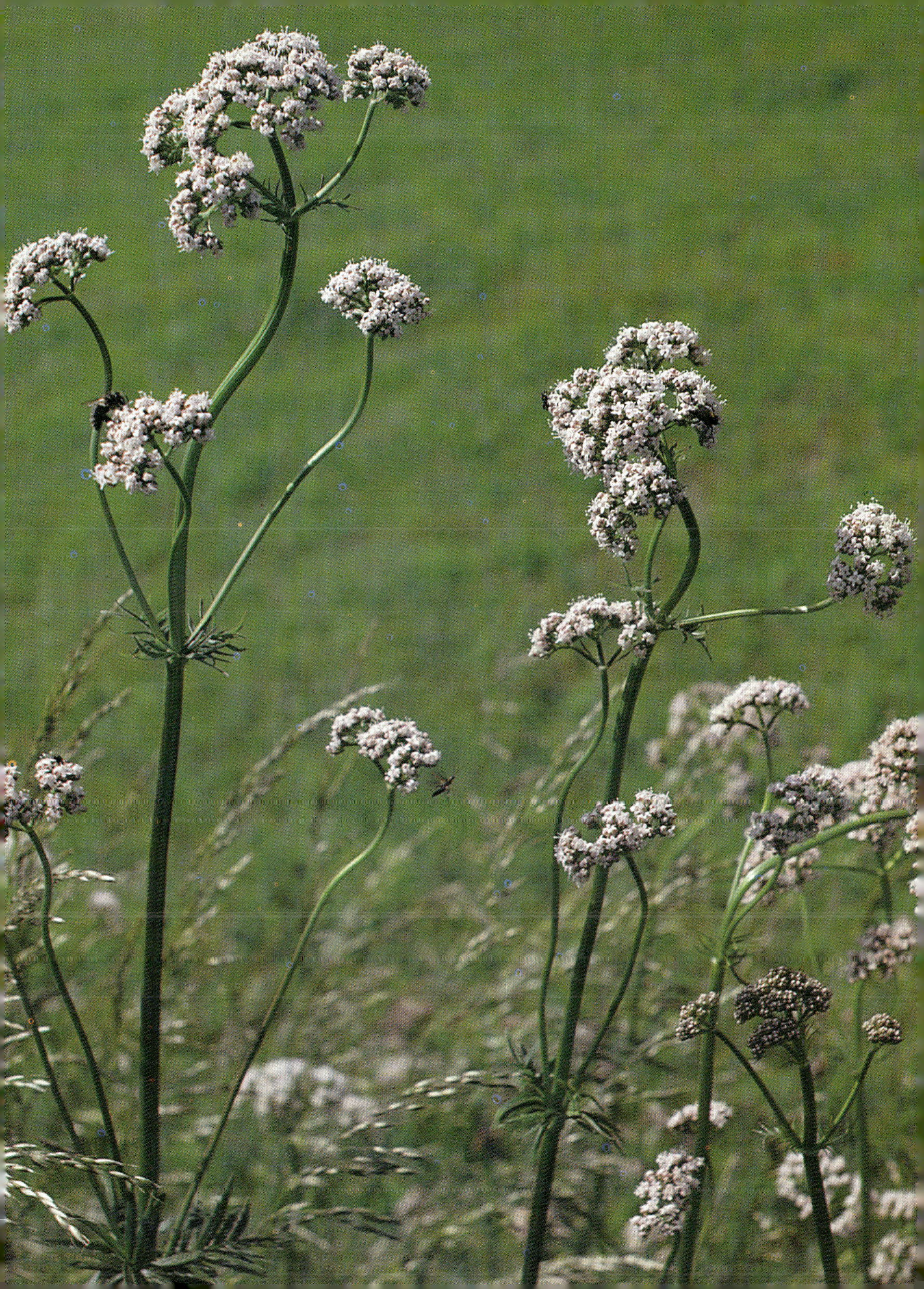

VALERIANE OFFICINALE

ANALYSE CHIMIQUE

Liquide incolore brunissant à l'air, d'un poids spécifique de 0,93.

Elle est constituée par un mélange de bornéol lévogyre et de ses éthers formique, acétique, propionique, valérianique, butyrique ; par du camphène, du limonène, par des traces d'azulène.

PROPRIETES ET USAGE INTERNE ET EXTERNE

Stimulant - apéritif - antispasmodique - sudorifique - anti-asthmatique - antibronchitique - vermifuge - tonifie la vue - stomachique - somnifère.

Conseil d'utilisation

Seule ou avec d'autres huiles essentielles.

(Photo page 59)

VIOLETTE (feuilles)

PROPRIETES ET USAGE INTERNE

Tonique du système vago-sympathique - action dissolvante des déchets colloïdaux, toxines et autres - rétablit une certaine élasticité au niveau des tissus et groupes musculaires.

Conseil d'utilisation

Seule ou en association.

VERVEINE

ANALYSE CHIMIQUE

Verveine des Indes ou Lemongrass. Liquide jaune ou jaune brunâtre d'odeur citronnée, poids spécifique de 0,899 à 0,900.

Elle renferme 70 % de citral, de méthylhepténone, du géraniol, du dipentène, et du limonène. Il existe d'autres sortes de verveine qui se différencient par leurs composants.

PROPRIETES ET USAGE INTERNE

Antiseptique des voies urinaires et respiratoires - régulateur vago-sympathique - antiseptique intestinal (entérite, colite, etc.) - stimulant gastrique.

Conseil d'utilisation

3 gouttes, seule ou en association.

PROPRIETES ET USAGE EXTERNE

Pédiculose - en physio-esthétique pour le traitement de l'acné (masque d'argile).

→
Verveine.

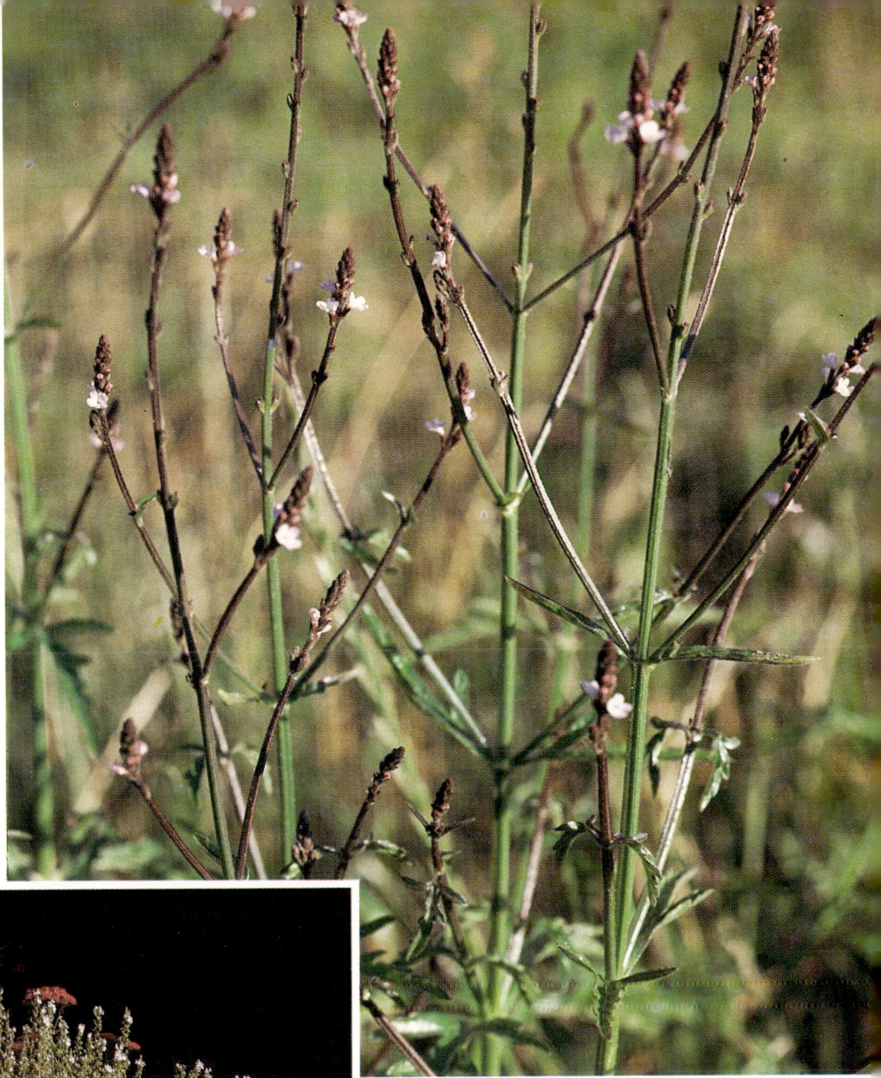

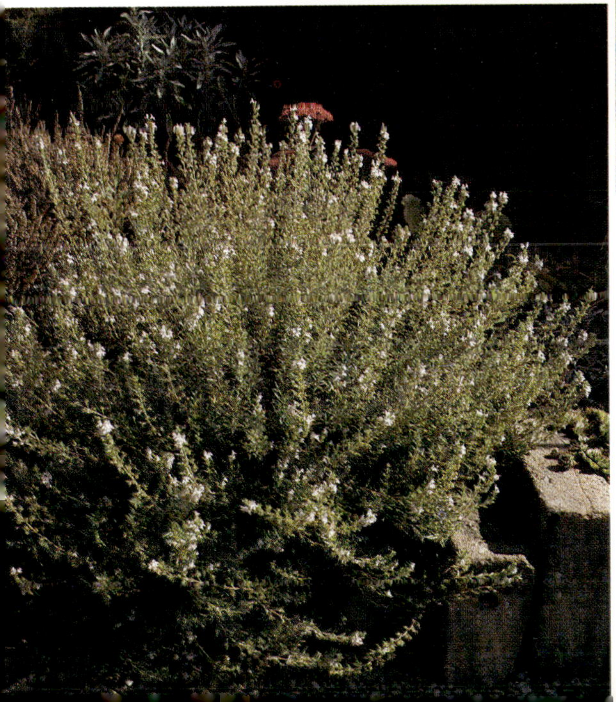

←
Sarriette.

YLANG-YLANG

ANALYSE CHIMIQUE

Liquide incolore ou légèrement jaunâtre d'odeur spéciale. Poids spécifique de 0,930.

Elle est constituée par un mélange de pinène, linalol, géraniol, de cardinène, d'éther méthylique, de paracrésol, d'éthers enziliques, des acides salicyliques et benzoïques et des traces de phénol.

PROPRIETES ET USAGE INTERNE

Hypotenseur - réducteur de la fréquence respiratoire et de l'accélération cardiaque - antiseptique - infection intestinale.

Conseil d'utilisation

2 gouttes par jour seule ou en association.

PROPRIETES ET USAGE EXTERNE

Plaies purulentes (cataplasmes + argile pure ou diluée).

INDICATION DES HUILES ESSENTIELLES

Voici la liste des huiles essentielles pour un usage interne ou externe, susceptibles d'être utilisées par des spécialistes agréés, pour des indications diverses.

Ail	Infections, grippes, puissant antiseptique, hypotenseur, antispasmodique, anti-arthritique, préventif du cancer.
Basilic	Fatigue nerveuse (surmenage intellectuel), digestion difficile, migraine, goutte, antiseptique intestinal, règles insuffisantes.
Bergamote	Stimulant gastrique, antispasmodique, vermifuge, cicatrisant.
Bornéol	Dépression, fatigue, maladies infectieuses, tonique cardiaque et général.
Bouleau	Rhumatismes, ulcères, dépuratif, diurétique.
Cajeput	Entérite, dysenterie, affections chroniques respiratoires (bronchite, laryngite, pharyngite), vermifuge.
Camomille	Migraines, névralgies, troubles du retour d'âge, digestions difficiles, dépression nerveuse, règles douloureuses ou insuffisantes.
Cannelle	Stimulant, antisyncopal, stomachique, hémostatique, pertes blanches.

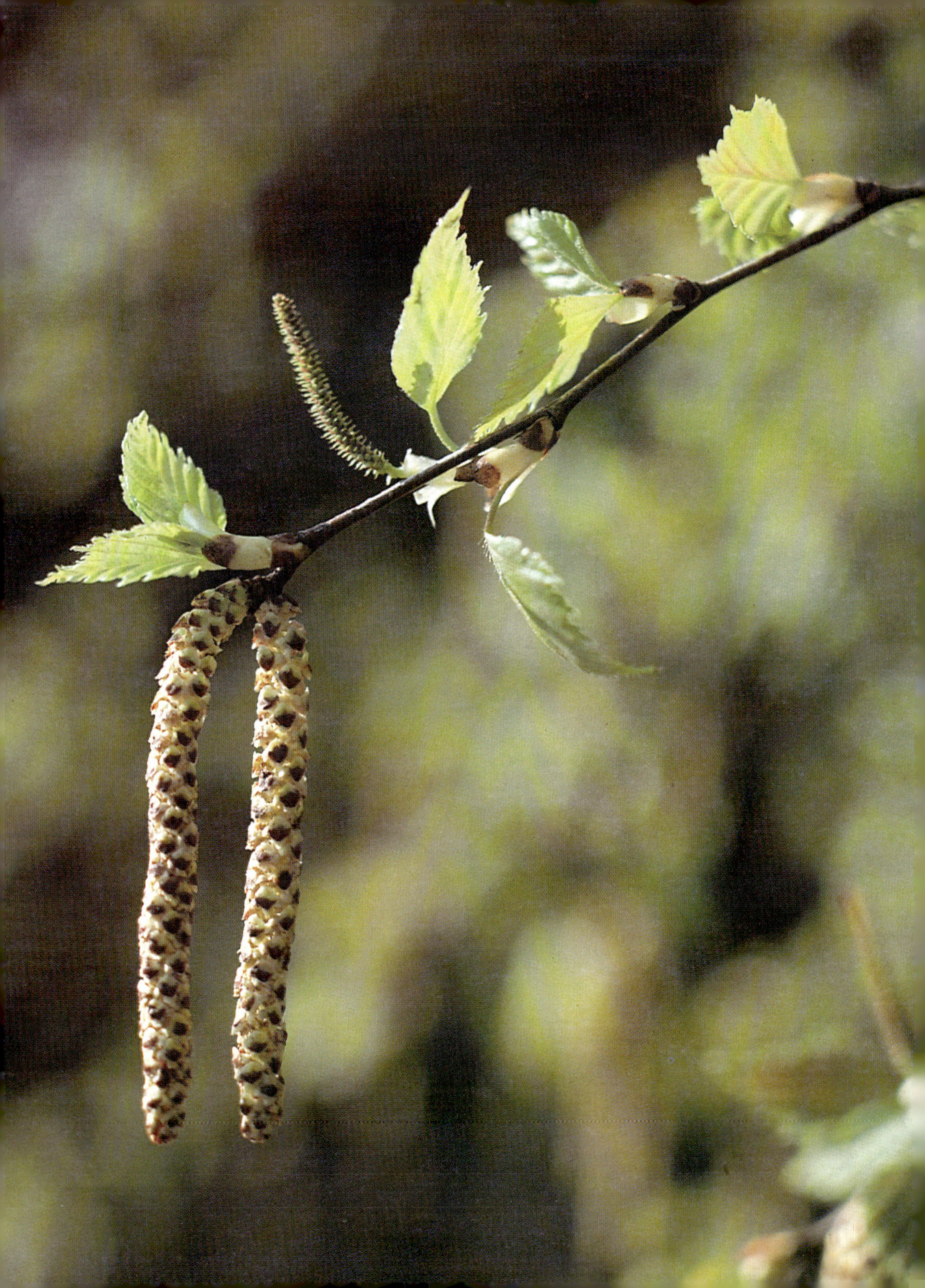

Carvi	Spasmes gastriques, aérophagie, éréthismes cardio-vasculaires, stimulant.
Carotte	Stomachique, carminatif, fluidifiant du sang.
Citron	Infections de toutes natures, artériosclérose, hypertension, varices, alcalinisant, fluidifiant sanguin, reminéralisant, anti-anémique. Les propriétés du citron sont immenses.
Cyprès	Hémorroïdes, varices, troubles ovariens, grippe, spasmes.
Eucalyptus	Antiseptique des voies respiratoires et urinaires, balsamique, fébrifuge, colibacillose, grippe, pulmonaire. **Usage externe** : pour plaies, brûlures.
Estragon	Emménagogue, aérophagie, hoquet, digestion lente, parasites intestinaux.
Genièvre	Affections des reins-vessie, diabète, rhumatismes, fermentations intestinales, pertes blanches. **Usage externe** : bains contre la fatigue générale.
Géranium	Tonique, asthénie, gastro-entérite, diarrhée, ulcère gastrique, jaunisse, stérilité. **Usage externe** : inflammation bouche et langue, dartres, eczéma sec.
Gingembre	Stomachique, antiseptique, fébrifuge, antiscorbutique.
Girofle	Antinévralgique, antispasmodique, tonique utérien, vermifuge.
Lavande	Antiseptique des voies respiratoires, calmant des nerfs du cœur, toux quinteuses, fièvres éruptives, neurasthénie, séquelles de paralysie, hypotenseur, diurétique. **Usage externe** : brûlures.

Marjolaine	Asthénie physique et psychique, insomnies, aérophagie, anxiété, migraines, expectorant.
Menthe	Indigestion, aérophagie, douleurs gastriques, affections hépatiques, coliques, parasites intestinaux, antilaiteux.
Mélisse	Stomachique, franc stimulant de l'estomac, carminatif.
Muscade	Fatigue, stomachique et carminative, antiseptique puissant, dissolvant des calculs biliaires.
Myrte	Affections des voies respiratoires, stimule la digestion, augmente l'appétit.
Niaouli	Rhinite, sinusite, otite, entérite, cystite, infection intestinale, infection puerpérale des accouchées.
Oranger	Spasmes cardiaques, palpitations, insomnie, diarrhée chronique.
Origan	Expectorant, antiseptique des voies respiratoires, asthme, tuberculose.
Pin	Toutes affections des voies respiratoires et urinaires, douleurs gastriques et intestinales.
Romarin	Surmenage physique et intellectuel (perte de mémoire), hépatisme, augmentation du cholestérol sanguin, troubles cardiaques nerveux, vertiges, syncopes, système nerveux. **Usage externe** : bains fortifiants.
Sarriette	Stimulant des cortico-surrénales, antiputride, digestion pénible, ballonnement, fatigue intellectuelle, fatigue oculaire.

Sassafras	Affections de la peau, affections génito-urinaires, troubles de la menstruation, rhumatismes.
Sauge	Relève les forces de l'organisme tout entier, convalescence, neurasthénie, dyspepsie, affections nerveuses, tremblement, hypotension, ménopause. **Usage externe** : piqûres d'insectes et bains fortifiants.
Serpolet	Béchique, modificateur des sécrétions, antispasmodique, sudorifique.
Térébenthine	Modificateur des sécrétions bronchiques, des voies urinaires, hémostatique, diurétique.
Thuya	Cystite, hypertrophie prostatique, congestion pelvienne. **Usage externe** : gargarismes contre les végétations.
Thym	Asthénie physique et psychique, anémie des enfants, toux convulsive, infection intestinale, indiqué pour la suppression des règles, favorise le sommeil. **Usage externe** : soins dentaires et buccaux.
Verveine	Antiseptique des voies urinaires et respiratoires, vagosympathique, stimulant gastrique.
Ylang-Ylang	Réducteur de la fréquence respiratoire et de l'accélération cardiaque, infection intestinale.

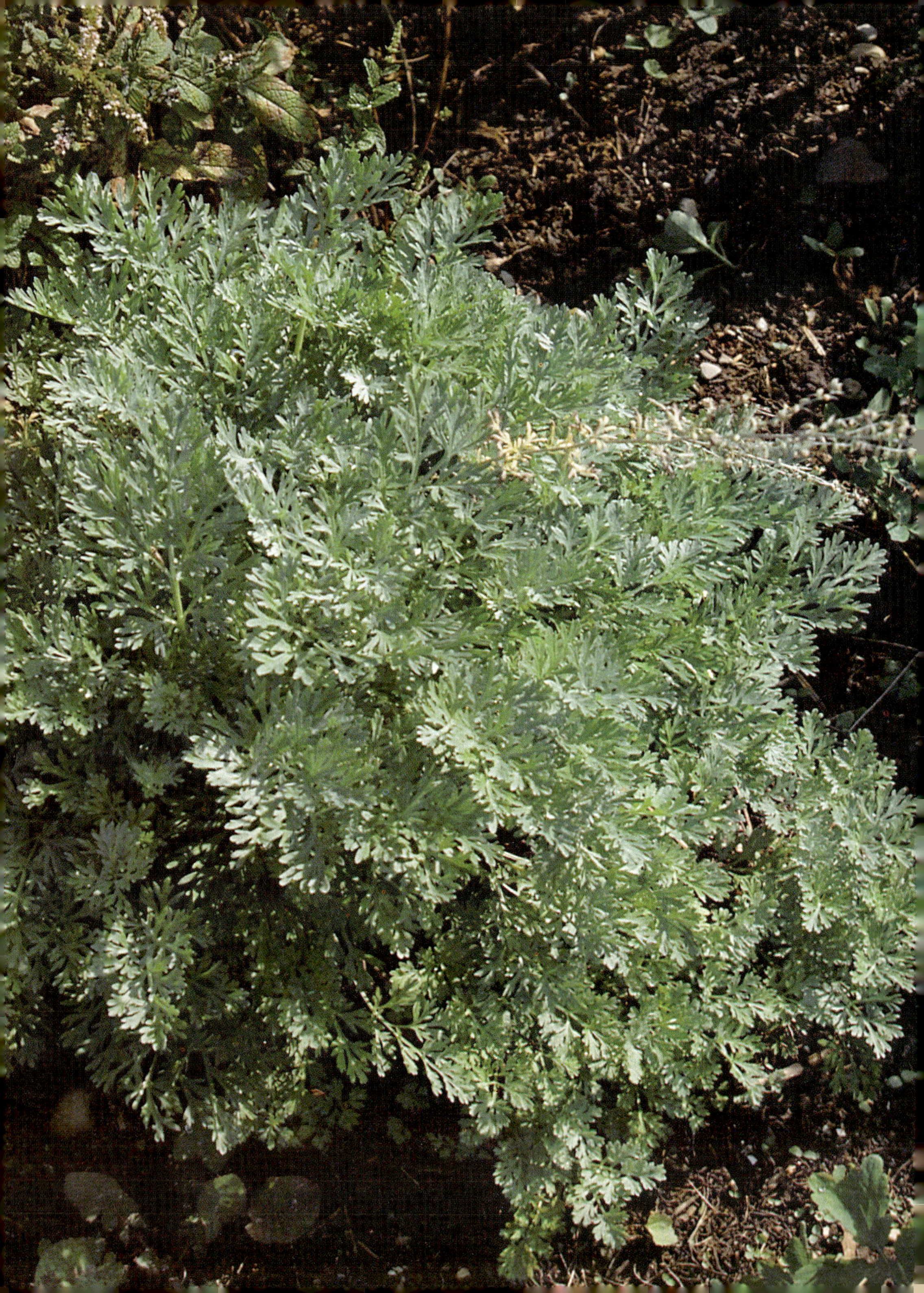

TOXICITE PRESENTEE PAR CERTAINES HUILES ESSENTIELLES

Il convient de considérer cependant que certaines huiles essentielles sont susceptibles de s'avérer toxiques.

Ainsi en va-t-il de la **sauge**, de l'**hysope**, du **fenouil**, du **romarin**, de l'**absinthe**, de l'**anis**, du **thuya**, voire même de la **menthe**, etc. En effet, les cétones figurant dans la composition de certaines essences sont responsables de cette toxicité, tels que le camphre et la thuyone, par exemple.

De plus, certaines huiles essentielles doivent être obligatoirement déterpénées ; c'est notamment le cas de celles qui sont extraites des agrumes.

LES MELANGES : EQUILIBRE ET SYNERGIE DES COMPOSANTS

Il semble à priori qu'il suffise de mélanger entre elles des huiles essentielles dotées des mêmes vertus pour obtenir un résultat optimal. Or, cela est inexact et l'expérience nous l'a démontré plus d'une fois et ce, pour la simple raison que certaines essences se complètent, tandis que d'autres voient leurs effets se contrarier lors du mélange. C'est au cours de la réalisation de celui-ci qu'apparaît la véritable compétence du naturo-aromatologue, car il convient de tenir compte d'un certain nombre de contingences pour mettre en évidence cette complémentarité ou "synergie des huiles essentielles".

De plus, l'expérience a démontré qu'il ne fallait guère unir plus de 5 à 8 essences, surtout pour des compositions ou "complexes" devant être administrés par voie buccale. Celles-ci seront prises à des doses diverses, à raison de 3 à 5 gouttes.

ATTENTION !

Il est vivement recommandé de consulter un aromathérapeute, afin d'effectuer des mélanges d'huiles essentielles à bon escient et non de ma-nière purement pragmatique.

Là encore, il convient de se conformer à l'avis d'un spécialiste qui saura vous conseiller et vous guider dans l'utilisation des "synergies" d'huiles essentielles qui vous conviennent plus particulièrement.

EMPLOI DES HUILES ESSENTIELLES DANS LES SOINS CORPORELS

Pour la préparation des **crèmes**, des **lotions**, des **bains**, des **laits** et des **masques** en cosmétologie, il convient d'utiliser des "bases" adéquates dans lesquelles on incorpore les huiles essentielles aux vertus thérapeutiques énoncées précédemment.

FRICTIONS, MASSAGES ET COSMETOLOGIE

LES HUILES DE MASSAGE

Soit on utilise des complexes ou mélanges d'huiles essentielles pures tel que nous l'avons envisagé plus haut, soit on utilise des huiles végétales grasses comme support : huile d'amandes douces, huile de sésame ou huile de noisettes, par exemple, pour favoriser le massage ; les huiles essentielles pures suffisant aux frictions.

En outre, on peut utiliser l'huile de tournesol et l'huile de maïs, qui contiennent de la vitamine F, dont l'utilisation thérapeutique est remarquable en cas de dermatoses.

Les huiles de pépins de raisin et de germes de blé contenant de la vitamine E, conviennent parfaitement à la cosmétologie.

LES CREMES

Pour la confection des crèmes, on utilise le plus souvent des huiles végétales. On y ajoute parfois de la cire blanche d'abeilles ainsi que de l'huile d'amandes douces, pour réaliser la base dans laquelle seront incorporées les huiles essentielles.

LES LOTIONS

On utilise ici des "émulsionnants" afin de réaliser le mélange "huiles + eau". Il est certain qu'à la place des substances chimiques de synthèse utilisées généralement, on devrait y substituer des décoctions de bois de panama. Jadis, ne se servait-on pas d'extrait de malt ou de gomme arabique pour remplir cet office ? Qu'il s'agisse d'émulsions d'huile dans l'eau ou d'eau dans l'huile, il faut souvent adoucir les lotions à l'aide de glycérine.

Utile pour nettoyer et protéger la peau, elle possède la propriété de se dissoudre aisément dans l'alcool, mais aussi dans l'eau, ce qui se traduit par une parfaite homogénéisation avec les eaux végétales de distillation ou "hydrolats", demeurés dans le vase de séparation après qu'ait eu lieu la distillation des essences (cf. p. 13-14). Ajoutons que la décoction de saponaire possède, à elle seule, ainsi que son nom l'indique, un pouvoir émulsionnant remarquable et peut donc entrer dans la composition des lotions.

LES LAITS

La cire d'abeilles, les huiles végétales et les huiles essentielles sont très utilisées pour la réalisation des laits, mélangées lentement à l'eau distillée et hydrolats de plantes auxquels s'ajoute une trace de borate de soude pour favoriser l'émulsion et ce, à la température de 40°.

Les laits sont le plus souvent utilisés en cosmétique, en tant que démaquillants.

LES BAINS

Il convient de confectionner ici une substance huileuse hydrosoluble, à l'aide d'huile de germe de céréales par exemple, à laquelle on ajoute des huiles essentielles dont les vertus sont soit, stimulantes et fortifiantes, soit au contraire, calmantes et relaxantes.

Par le même procédé, en utilisant toutefois de la saponaire comme support, on peut également réaliser des **shampooings** aux huiles essentielles, de même que des **masques** de beauté pour lesquels on prend soin d'incorporer des huiles essentielles dans de l'argile, qui sont dotés d'un pouvoir remarquablement efficace pour régénérer les tissus.

SOINS DE LA PEAU ET DU VISAGE

"CREMES" ET "GELEES"

Pour les peaux sèches ou normales

Une crème protectrice et hydratante à base d'huile essentielle de rose et d'huile essentielle de lavande.

Pour les peaux fatiguées, flétries, dévitalisées

Une crème à base d'huiles essentielles de palmarosa, mais aussi de romarin et de rose. Une telle crème protège efficacement l'épiderme des agressions extérieures en l'hydratant et en le tonifiant. C'est en outre une remarquable base de maquillage.

Pour prévenir la venue des rides

Une crème à base d'huiles essentielles de camomille et santal. Cette crème s'avère un excellent anti-rides, procurant à l'épiderme un aspect lisse et jeune, ainsi qu'une certaine fermeté.

Pour les peaux grasses et à rougeurs diffuses

Une crème à base d'huiles essentielles de lavande, mais aussi de sassafras et de sauge.

Pour les problèmes d'acné

Une crème à base d'huiles essentielles de thym, d'ylang-ylang et de camphre.

Pour purifier et assainir la peau

Une crème à base d'huiles essentielles de citron. L'action de cette crème de jour tend à ralentir l'activité des glandes sébacées. En outre, elle peut être indifféremment appliquée sur le visage, le cou ou toute autre partie du corps.

Pour régénérer la peau

Une crème à base d'huile essentielle de carotte, qui redonne à l'épiderme sa vitalité, sa souplesse, ainsi qu'un aspect satiné. Il convient de l'appliquer le soir dans le dessein de compenser les agressions de la journée.

Pour effacer les rougeurs disgracieuses du nez et des joues

Une gelée à base d'huile essentielle de tilleul. Cette gelée est également conseillée pour les peaux fines et délicates et pour lutter contre la couperose.

Pour réduire l'excès de sébum

Une gelée à base d'huiles essentielles de citron. Cette gelée possède un grand pouvoir assainissant et en outre resserre les pores de la peau. Il convient de l'appliquer de préférence le soir.

"LAITS" DEMAQUILLANTS

Pour les peaux normales ou délicates

Un lait à base d'huile essentielle de rose, qui nettoie sans agresser et élimine toute les impuretés de l'épiderme.

Pour les peaux sèches et affectées par la couperose

Un lait à base d'avocat, qui convient parfaitement aux peaux déshydratées en nettoyant et adoucissant l'épiderme.

Pour les problèmes d'acné

Un lait à base d'huile essentielle de camphre qui nettoie la peau en profondeur.

Pour les peaux grasses

Un lait à base de concombre, qui nettoie profondément les pores de la peau.

N.B. : ces laits doivent être appliqués matin et soir, sur le visage et sur le cou. Les essuyer ensuite à l'aide d'une éponge humide.

"LOTIONS FLORALES"

Des lotions toniques — qui ne contiennent pas d'alcool — nettoient la peau en douceur et en profondeur. De plus, remplacer l'action de saponification naturelle par la saponaire.

Ces lotions florales qu'il convient d'utiliser après application des laits, peuvent posséder la composition suivante :

- un support d'huile d'amandes douces
- saponaire
- un distillat ou "hydrolat" floral
- des huiles essentielles variées.

Pour les peaux sèches ou normales

Une lotion à l'huile essentielle de camomille et au distillat de camomille, hydrate et adoucit l'épiderme ; une lotion à base d'huile essentielle de rose et de distillat de rose, pour éclaircir le teint et donner à la peau un aspect satiné.

SOINS DU VISAGE

TYPE DE PEAU	TRAITEMENTS	HUILES ESSENTIELLES CONSEILLEES
NORMALE	Lait rose Lotion Crème de jour Crème de nuit	2 fois par jour aux H.E. de santal aux H.E. de rose aux H.E. de carotte
GRASSE	Lait concombre Lotion Crème Crème de nuit	2 fois par jour aux H.E. d'oranger aux H.E. d'oranger aux H.E. de lavande
SECHE	Lait avocat Lotion Crème de jour Crème de nuit	2 fois par jour aux H.E. de camomille aux H.E. de camomille aux H.E. de carotte
ACNEIQUE	Lait concombre Lotion Crème Gelée citron	2 fois par jour aux H.E. de sauge aux H.E. de citron, de romarin aux H.E. de citron
ROUGEURS	Lait avocat Lotion Crème Gelée	2 fois par jour aux H.E. de lavande aux H.E. de lavande aux H.E. de citron

	HUILES ESSENTIELLES CONSEILLEES	ACTIONS	FREQUENCES
CREME ANTI-RIDES	H.E. camomille	Prévient la formation des rides.	Quotidiennement
MASQUE ARGILE	H.E. carotte	Relaxe les muscles du visage, apporte un éclat au teint.	1 fois par semaine
MASQUE AUX ALGUES	Fucus vesiculus	Diminue la sécrétion de sébum, ralentit la formation de sébum. Pour peau grasse.	1 fois par semaine
CREME GOMMANTE	Pulpe de concombre	Elimine les impuretés de la peau.	1 fois par semaine pour les peaux grasses, 1 fois par mois pour les peaux sèches.
LOTION MASCULINE	H.E. lavande	Donne une sensation de fraîcheur. Elimine le feu du rasoir.	Quotidiennement

Pour les problèmes d'acné

Une lotion à l'huile essentielle de camphre et au distillat de thym. L'application régulière de cette lotion élimine progressivement les impuretés de l'épiderme.

Pour les peaux affectées par la couperose et pour les peaux délicates en général

Une lotion à l'huile essentielle de lavande et au distillat de lavande ; lotion à l'huile essentielle de santal et au distillat de millepertuis, pour tonifier l'épiderme et donner de l'éclat au teint.

Pour les peaux grasses

Une lotion à l'huile essentielle d'oranger et au distillat d'oranger, qui resserre les pores de la peau et régularise la fonction des glandes sébacées ; lotion à base d'huile essentielle de sauge pour se débarrasser des comédons et assainir l'épiderme.

Pour décongestionner la peau et stimuler la circulation veineuse

Une lotion à l'huile essentielle de tilleul et surtout au distillat de tilleul. Cette lotion permet de décongestionner la peau en stimulant la circulation sous-cutanée.

N.B. : ces lotions doivent être appliquées à l'aide d'un tampon de coton, matin et soir, après avoir utilisé le lait correspondant.

On peut même réaliser dans ce domaine des lotions florales, un excellent après-rasage, grâce à l'huile essentielle de lavande et aux distillats de lavande et de millepertuis. Cette lotion appliquée en pulvérisation légère, présente l'avantage de neutraliser l'action irritante du rasoir, tout en tonifiant et hydratant l'épiderme.

SOINS DES CHEVEUX : SHAMPOOINGS AUX HUILES ESSENTIELLES CONSEILLEES

Pour les cheveux secs

Un shampooing à base de saponaire ou bois de panama (à cause de leur pouvoir moussant) et d'huile de cade, qui se présente sous la forme d'une matière résineuse rouge-brun foncé. Ce shampooing revitalise parfaitement la chevelure en la rendant brillante et souple.

Pour les cheveux normaux

Un shampooing à base de bois de panama et d'huile essentielle de camomille, fortifie la chevelure tout en l'éclaircissant légèrement. L'huile essentielle de camomille convient en général parfaitement aux soins de la chevelure.

Pour les cheveux gras

Un shampooing à base de saponaire ou bois de panama et d'un mélange d'huiles essentielles de sauge, de cèdre et de santal, qui luttent contre la séborrhée. En outre, ce shampooing présente une action revitalisante.

Pour lutter contre les pellicules, les irritations et les éruptions du cuir chevelu

Un shampooing à base de saponaire ou bois de panama et d'huiles essentielles de thym et d'ylang-ylang. Ce shampooing active la circulation sanguine à la racine des cheveux.

Pour tonifier et fortifier les cheveux fatigués, dévitalisés et pour enrayer la chute des cheveux

Un shampooing à base d'huile essentielle de romarin.

En outre, pour lutter efficacement contre la chute des cheveux, il existe une excellente **lotion capillaire** à réaliser, en utilisant des huiles essentielles de bouleau blanc, de sauge, de genièvre, de camphre, de cèdre, de thym et de menthe.

Les anciens ajoutaient un peu d' "huile d'œuf" obtenue grâce à une "recette de grand'mère", car cette huile était dotée de vertus cicatrisantes et régénératrices de la peau et notamment du cuir chevelu. Voilà bien de quoi redonner quelque espoir à nos contemporains souffrant de calvitie !

Il convient d'utiliser cette lotion par frictions fréquentes du cuir chevelu et ce, principalement encore, deux heures avant l'utilisation du shampooing.

LES HUILES ESSENTIELLES

Voilà peut-être notre salut. Forme pure d'une énergie vivante que nous pouvons insérer dans l'homme. Pour bien comprendre la matière odoriférante des "Huiles Essentielles" il faut savoir qu'elle est exhalée par les fleurs, les plantes et les arbres aromatiques et qu'elle est en outre concentrée, retenue en quelque sorte dans les huiles essentielles, les essences. Il a été constaté que la production des H.E. est particulièrement active dans les plantes jeunes, elle augmente jusqu'au moment de la floraison, à ce moment-là tout semble arrêté car l'H.E. est presque entièrement utilisée pendant la fécondation. Tout porte à croire que l'énergie vitale créatrice se trouve dans cette substance odorante qui est utilisée pour le développement de la plante. Puis la substance change de place et devient en quelque sorte une source d'énergie. Ceci nous démontre clairement que lorsque nous avons à faire à une H.E. et à son odoriférance, nous touchons directement à une force vitale, nous entrons au cœur même de l'alchimie de la création. Nous pouvons donc conclure qu'en employant cette force fondamentale qui semble être le moteur, le pushing de la croissance, nous sommes en droit d'attendre un grand secours dans nos tentatives de rajeunissement.

En insérant cette énergie dans notre organisme nous pouvons nous attendre à une utilisation efficace et sélective de sa part. L'organisme aura ainsi à sa disposition un élément vital et vivant, il utilisera cette énergie à ses propres fins. Ce qui est intéressant avant tout c'est l'effet de l'odoriférance sur l'état physique et mental de l'individu.

Les perceptions deviennent plus aiguës, plus nettes, on a l'impression de gagner une certaine distance sur les événements, le trouble émotionnel est pratiquement supprimé, la conscience est alertée et on a l'impresssion d'un grand enrichissement. Cette matière odoriférante garde des secrets qui seront certainement notre salut.

La vraie santé est plus exigeante, on l'obtient en suivant les lois de la nature et elle n'est maintenue qu'en participant aux règles bien définies d'une vie saine. La nature a fait l'homme d'un modèle parfait, mais l'homme, par ignorance ou avidité, s'est diablement dégradé. La santé est pourtant une chose si simple et peu de gens la possèdent. Pourquoi ?

USAGE EXTERNE DES HUILES ESSENTIELLES POUR DIVERSES AFFECTIONS

Arthritisme

Massage avec des huiles essentielles de cajeput, de sassafras et de citron. Il faut masser doucement les endroits douloureux et principalement les articulations. Il convient de bien faire pénétrer ce mélange et ce, notamment après avoir pris un bain aux huiles essentielles de genièvre.

Antigrippe

Massages et frictions du thorax, des épaules et du haut du dos, afin de dégager les voies respiratoires, avec des huiles essentielles de bornéol (camphre de Bornéo), de camomille, d'eucalyptus, d'hysope, de lavande, de myrte, de niaouli, de pin, de romarin, de sauge.

Prendre des bains aux huiles essentielles de pin, d'eucalyptus et de thym.

Calmant

Massage lent avec des huiles essentielles d'anis, de basilic, de cajeput, de camomille, de lavande, de marjolaine, d'oranger, de sauge et de tilleul.

Prendre des bains aux huiles essentielles d'oranger, de tilleul et de lavande.

Cellulite

Massages aux huiles essentielles d'origan et de lavandin sous forme de lotions. Il faut masser doucement les parties disgracieuses du corps avec des tapottements et des pétrissages légers.

Il convient en fait de raffermir les tissus et de rétablir la circulation sanguine superficielle, après avoir éliminé progressivement l'eau et la graisse superflues.

On peut également utiliser une huile de massage contenant des huiles essentielles de bouleau, de citron et de genièvre avec un support d'huile de pépins de raisin, par exemple.

Plutôt que d'abuser des diurétiques, ainsi que certaines femmes le font en matière de cellulite, mieux vaudrait pour elles abuser des bains aux huiles essentielles d'origan, de romarin, de bornéol et de géranium.

Cicatrisant

Sur une brûlure ou sur une plaie — après l'avoir lavée et bien désinfectée — placer une composition des huiles essentielles suivantes : ail, camomille, eucalyptus, géranium, girofle, hysope, lavande, menthe, oignon, sarriette et thym avec un support d'huiles calendula.

Dermatose et affections de la peau

Pour l'**Acné** et des rougeurs apparentes, on peut diffuser sur un support d'huile d'amandes douces, des huiles essentielles de cajeput, de camomille de genévrier, d'hysope, de lavande, de palmarosa, de sauge, de thym et d'ylang-ylang. Il convient d'en passer quotidiennement sur les régions concernées.
Pour l'**Eczéma**, il convient d'utiliser un mélange d'huiles essentielles de camomille, de genévrier, de géranium, de lavande de sauge, de thuya, de thym et de verveine odorante, incorporé dans de l'huile d'amandes douces. Il ne faut évidemment pas masser, mais simplement oindre les vésicules purulentes.
Des bains réguliers aux huiles essentielles de citron et de patchouli conviennent en général à toutes les affections de la peau.

Douleurs et névralgies

Massages fréquents avec des huiles essentielles de camomille, de genièvre, de géranium, de girofle, de lavande, de marjolaine, de menthe, de niaouli, d'oignon, d'origan, de romarin, de sassafras, de sauge et de térébenthine avec un support d'huiles amande douce.

Fatigue générale

Frictions quotidiennes matinales aux huiles essentielles de romarin, de térébenthine, de sarriette, de thym et de lemongrass. Il est bon d'effectuer également des bains toniques aux huiles essentielles précédemment citées, à condition qu'ils soient tièdes et relativement brefs.
Ces frictions et ces bains toniques améliorent ainsi la circulation sanguine et restituent au corps toute son énergie.

Goutte

Massages réguliers avec un mélange d'huiles essentielles d'ail, de basilic, de cajeput, de camomille, de citron, de fenouil, de genièvre, de pin, de romarin, de sassafras, de térébenthine et de thym avec support d'huiles végétales.

Hémorroïdes

Onctions légères d'un mélange d'huile d'amandes douces et d'huiles essentielles de citron, de cyprès et de marjolaine. Les bains de siège aux huiles essentielles de cyprès sont vivement recommandés (à raison de 10 ml. par bain).

Hygiène de la femme

Utiliser une lotion à base d'huiles végétales et essentielles de myrrhe, de romarin et de sauge. On peut y adjoindre aussi des huiles essentielles de géranium, de santal et d'ylang-ylang. Effectuer également des bains de siège aux huiles essentielles de myrrhe, de romarin et de sauge (à raison de 10 ml. par bain).

Migraines

Masser le front, la nuque et les tempes avec un mélange d'huiles essentielles de citron, de lavande, de marjolaine et de mélisse et huiles amande douce.

Rhumatismes

Massages fréquents mais non appuyés des parties douloureuses avec un mélange des huiles essentielles suivantes : ail, cajeput, camomille, citron, cyprès, eucalyptus, genièvre, hysope, lavande, niaouli, oignon, origan, pin, romarin, sassafras, térébenthine et thym. Les bains aux huiles essentielles de genièvre sont ici vivement recommandés.

Stimulants de la circulation

Massages et frictions dirigés de bas en haut du corps pour favoriser la circulation de retour, avec un mélange d'huiles essentielles de cannelle, de carvi, de thym et huiles végétales.

Stimulants du système nerveux

Massages vigoureux avec des huiles végétales et essentielles de basilic, de citron, de camphre, de fenouil, de genièvre, de menthe, d'oignon, d'origan, de sauge et de thym. Les bains de romarin et de thym sont vivement conseillés également.

Sudorifiques

Par la transpiration s'éliminent bon nombre de toxines ; il est donc très important de favoriser cette élimination. Il convient donc d'effectuer des massages vigoureux avec un mélange d'huiles essentielles de cajeput, de camomille, de cyprès, de genièvre, de lavande, de romarin, de sassafras et de thym.

Varices

Utiliser des lotions et des massages avec un support d'huile d'amandes douces ou d'huile de tournesol (1ere pression à froid) avec des huiles essentielles de cyprès, de citron, de marjolaine, voire de chénopode également.

Soins du ventre et de l'abdomen

Pour les maux de ventre occasionnés par une digestion lente ou difficile, par des intestins fragiles ou paresseux, il convient de confectionner une huile de massage à base d'huiles essentielles de basilic, de cajeput, de camomille, de carvi, de genièvre, de lavande, de marjolaine, de mélisse, de niaouli, de palmarosa, de romarin, de sauge. A utiliser souvent en onctions et en massages circulaires.

Verrues

Pour résorber la plupart des verrues, même les plus résistantes, il faut effectuer des applications régulières d'un mélange sur un support d'huile de tournesol des huiles essentielles suivantes : bouleau, cyprès, géranium, girofle, hysope, thuya, citron.
Il convient de renouveler les applications plusieurs fois par jour jusqu'à la disparition complète des verrues.

TRAITEMENTS DU CORPS

	TRAITEMENTS	HUILES ESSENTIELLES CONSEILLEES	ACTIONS
Massages	Crème romarin	H.E. romarin	Régularise la circulation du sang. Calme les douleurs rhumatismales.
Soins des mains et des pieds	Crème à l'huile d'amandes douces	H.E. citron	Décontractant musculaire. Adoucit la corne plantaire. Gerçures, désodorisant et anti-infectieux. A appliquer après un travail ménager, ou autres...
Cellulite	Bain	H.E. origan, romarin, bornéol, géranium.	
	Lotion	H.E. origan H.E. lavandin	Raffermit les tissus, élimination de l'eau. Masser les parties du corps concernées après le bain.
Rhumatisme Arthrite	Bain	H.E. genièvre	
	Lotion	H.E. cajeput H.E. genièvre	Masser les parties douloureuses et principalement les articulations après le bain.
Rhume Asthme	Bain	H.E. pin, eucalyptus H.E. thym	
	Lotion	H.E. niaouli H.E. eucalyptus	Régénérescence globale du corps. Masser principalement le dos, la poitrine, la colonne vertébrale.

	TRAITEMENTS	HUILES ESSENTIELLES CONSEILLEES	ACTIONS
Vitalité	Lotion	H.E. thym H.E. lemongrass	Pour les sportifs, fortifie les muscles, améliore la circulation sanguine cutanée et redonne au corps toute son énergie.
Calmant Relaxant	Bain	H.E. oranger H.E. tilleul H.E. lavande	
Stimulant Tonique	Bain	H.E. romarin	
Dermatose Affection de la peau	Bain	H.E. patchouli H.E. citron	
Hémorroïdes	Bain	H.E. cyprès	10 ml. dans un bain de siège.
Hygiène de la femme	Lotion	H.E. myrrhe H.E. romarin H.E. sauge	10 ml. dans un bain de siège. S'applique quotidiennement contre les dermatoses, herpès, etc.

Utilisation des bains : s'utilisent comme un savon, aussi bien pour la douche que pour le bain, nettoient la peau en profondeur, et traitent activement grâce aux huiles essentielles.

USAGES DIVERS DES HUILES ESSENTIELLES POUR QUELQUES AFFECTIONS

N.B. : par voie interne, jamais plus de 3 gouttes par prise et sur conseil de spécialiste.

Acné	H.E. de bouleau, ylang-ylang, sauge.
Allaitement (pour activer)	H.E. de fenouil et verveine.
Angine	H.E. de citron, de sauge, de thym, d'eucalyptus, de myrte, (inhalation, gargarisme).
Anxiété	H.E. de basilic, marjolaine, oranger.
Aphtes	H.E. de sauge principalement (localement).
Artériosclérose	H.E. d'ail, de bouleau, de citron, de genévrier.
Arthritisme	H.E. d'ail, de citron, de genièvre, de cajeput, de sassafras (voie externe).
Asthme	H.E. d'ail, de cajeput, de citron, de lavande, de thym, de romarin, de pin, d'eucalyptus, de bornéol (en bains et en frictions de poitrine, dos).
Bronchite	H.E. de cajeput, d'eucalyptus, de girofle, d'hysope, de lavande, de menthe, de myrte, de niaouli, de pin sylvestre, de romarin, de thym (inhalation, friction).
Brûlures	H.E. de lavande (principalement), de thym, de romarin, de sauge (accessoirement). L'huile essentielle de lavande est un remède souverain des brûlures.

Calculs urinaires	H.E. de coriandre, d'eucalyptus, de genévrier, de géranium, de serpolet, de sarriette (en onctions et frictions au niveau des reins et de la vessie).
Cellulite	H.E. de géranium, de lavandin, d'origan, de romarin (bains et frictions).
Cholestérol (trop élevé)	H.E. de romarin principalement, mais aussi H.E. de bouleau et de citron (voie interne).
Colibacillose	H.E. de coriandre, eucalyptus, origan, santal, thym (voie interne).
Coliques	H.E. de bergamote, de camomille, d'hysope, de menthe (en onction circulaire lente sur la région abdominale) + H.E. de cannelle, d'estragon (voie interne).
Constipation	H.E. de bergamote, de myrte, de pin, de romarin (voie interne). H.E. de fenouil, de gingembre, de sauge, de térébenthine (en onction, en massage sur la partie abdominale).
Coqueluche	H.E. d'ail, de cyprès, d'eucalyptus, de lavande, de thym (voie interne).
Cystite	H.E. d'eucalyptus, de genièvre, de lavande, de sassafras, de thuya (voie interne).
Dartres	H.E. de camomille, de citron, de géranium, de patchouli (localement).
Dents	H.E. de thym -principalement- et de lavande -accessoirement- (localement) .
Dépression nerveuse	H.E. de camomille principalement, mais aussi de basilic, de bornéol, lavande, oranger (voie interne).
Diarrhées	H.E. d'ail, de camomille, de cannelle, de menthe, d'oranger, de sarriette (voie interne) / les mêmes H.E. en onction externe pour calmer les spasmes.
Digestion lente	H.E. de camomille, de menthe, de verveine (voie interne).
Dyspnée (gêne respiratoire)	H.E. d'hysope principalement, mais aussi d'eucalyptus, de pin (voie interne).

Ecchymoses	H.E. de bergamote, de cyprès, d'hysope, d'ylang-ylang (localement).
Engelures	H.E. de citron, d'oignon (localement).
Fatigue	H.E. de romarin (principalement), de citron, de basilic, de bornéol (voie interne).
Fièvre	H.E. d'ail, de camomille, d'eucalyptus (voie interne).
Frigidité	H.E. de cannelle, de gingembre, de menthe, de sauge (voie interne).
Furoncles	H.E. de cajeput, de citron, d'oignon, de niaouli, de thym, d'ylang-ylang (localement).
Gale	H.E. d'ail, de bouleau, de citron, de girofle, de lavande, de thym (localement).
Gingivite	H.E. de citron, de cyprès, de girofle, de sauge, de thym (localement).
Goutte	H.E. d'ail, de basilic, de cajeput, de camomille, de citron, de genévrier, de romarin, de sassafras (voie interne).
Grippe	H.E. d'ail, de bornéol, de cannelle, de citron, de cyprès, d'eucalyptus, de lavande, de menthe, de niaouli, d'oignon, de sauge, de thym, par voie interne et par voie externe (bains et frictions).
Hémorroïdes	H.E. de chénopode, de cyprès, de marjolaine / prendre des bains de siège avec 10 ml. du mélange H.E. de cyprès + H.E. de géranium. /
Herpès	H.E. de citron, de bouleau, de girofle, de thym (localement).
Hypertension (artérielle)	H.E. d'ail, de citron, de lavande, d'origan (par voie interne).
Hypotension (artérielle)	H.E. d'hysope, de sauge, de thym (voie interne).
Insomnies	H.E. de basilic, de camomille, de lavande, de marjolaine, de mélisse, d'oranger (voie interne).

Laryngite	H.E. d'eucalyptus, de lavande, de niaouli.
Lithiase (biliaire)	H.E. de citron, de muscade, d'oignon, de pin, de romarin (voie interne).
Lithiase (urinaire)	H.E. de genièvre, de géranium, de citron (voie interne).
Migraines	H.E. de citron, d'eucalyptus, de lavande, de marjolaine, de menthe, de romarin (en onctions circulaires sur le front et les tempes).
Parasites (intestinaux)	H.E. de basilic, de bergamote, d'eucalyptus, d'estragon, de menthe, de muscade, d'oignon, de thym (voie interne).
Piqûres d'insectes	H.E. d'ail, de cyprès, de lavande, d'eucalyptus, de niaouli, de thym, d'ylang-ylang (localement).
Plaies	H.E. de camomille, d'eucalyptus, de girofle, de lavande, de marjolaine, d'oignon, de thym (localement).
Rhumatismes	H.E. d'ail, de cajeput, de citron, de genièvre, de pin, de romarin, de sassafras (en onctions légères et en bains).
Rhumes	H.E. de bornéol, d'eucalyptus, de pin, de thym (frictions et massages de la poitrine et du dos).
Varices	H.E. de chénopode, de citron, de cyprès, de marjolaine (en massages légers dans le sens de la circulation veineuse).
Verrues	H.E. de bouleau, de camomille, de citron, de géranium, de pin, de romarin, de sauge, de thuya (enduire les verrues et laisser sécher sans frotter, deux à trois fois par jour).

DIFFUSION DES AROMES : "INHALATIONS & AEROSOLS"

Si l'on admet aisément les vertus thérapeutiques des inhalations fréquentes d'un mélange (une vingtaine de gouttes) d'huiles essentielles d'eucalyptus, de myrte, de niaouli, de pin... diffusées dans un bol d'eau très chaude, pour dégager les voies respiratoires, il faut donc convenir qu'il est possible d'assainir un lieu par une nébulisation fine, sous forme d'aérosols, de diffusion des arômes antiseptiques dans l'atmosphère ambiante.

Nous souscrivons entièrement pour notre part, à la suggestion du Dr. Valnet, visant à l'utilisation de diffuseurs d'arômes en milieu hospitalier : dans les chambres des malades, avant tout, mais également dans les salles d'attente et dans les couloirs des hôpitaux, pour assainir ces endroits, grâce au pouvoir antiseptique de certaines huiles essentielles (cf. plus haut), mais grâce aussi à leur pouvoir **ionisant**.

C'est ce pouvoir ionisant s'exerçant par un enrichissement en ions négatifs, dont la présence est révélée dans l'air ambiant après l'éclatement d'un orage, ou encore dans une forêt de pins, grâce à leur essence qui se dégage dans l'atmosphère.

Depuis quelques années déjà, on trouve dans le commerce de petits appareils (cf. p. 19) servant à la diffusion d'arômes, remplissant parfaitement leur office, sans présenter les inconvénients de la nébulisation fine des aérosols à cause de la présence de l'excipient pouvant déclencher parfois des réactions allergiques pénibles.

COMPOSITIONS D'HUILES ESSENTIELLES POUR DIFFUSEURS D'AROMES

HUILES ESSENTIELLES CONSEILLEES	TRAITEMENTS
H.E. pin, lemongrass	Assainit et désodorise l'atmosphère.
H.E. eucalyptus, pin, niaouli, menthe	Pour le plus grand bien des voies respiratoires.
H.E. oranger, camomille, marjolaine	Calmante, particulièrement pour chambre d'enfant.
H.E. romarin, girofle, thym, menthe	Rafraîchissante et stimulante, contre la fatigue, lassitude.
H.E. citronnelle, géranium, lavandin	Eloignement des insectes.
H.E. oranger, lavande	Laisse une odeur agréable.

QUELQUES RECETTES...

RHUMES, BRONCHITES

Il faut frictionner vigoureusement la poitrine et le dos (surtout entre les omoplates) avec des H.E. de camphre, d'eucalyptus, de térébenthine, auxquelles on peut ajouter également des H.E. de niaouli, d'origan, de pin, de myrrhe, voire de citron, de myrte, de sassafras, de thym, de sarriette, de sauge. Support H. végétales.

En hiver, pour prévenir les angines, les rhumes et l'état grippal, il convient d'utiliser surtout des H.E. d'eucalyptus, de pin et de thym. Il est souhaitable de faire des inhalations dans un bol d'eau chaude en utilisant ces huiles essentielles à raison d'une à deux gouttes de chacun des composants. De même, on peut en placer sur l'oreiller pour faciliter la respiration, une à deux gouttes également.

En cas de bronchite chronique, il est bon de faire des inhalations le soir au coucher, avec 2 gouttes de serpolet et 2 gouttes de sarriette, dans un bol d'eau bouillante. De même, le matin, on doit faire des inhalations afin de débloquer les voies respiratoires, avec 3 gouttes d'H.E. de pin et 2 gouttes d'H.E. d'origan.

On peut également placer quelques gouttes d'huiles essentielles sur un mouchoir que l'on respirera fréquemment. Pour ce faire, la composition en sera la suivante : 20 gouttes d'H.E. de pin (sylvestre), 10 gouttes d'H.E. de lavande (fine), 10 gouttes d'H.E. d'eucalyptus (globulus), 5 gouttes d'H.E. de thym (rouge) et 5 gouttes d'H.E. de menthe (douce).

DERMATOSE, ECZEMA

En cas de dermatoses, prendre par jour 4 gouttes d'H.E. de camomille romaine sur un morceau de sucre roux ou une cuillère de miel. On peut encore prendre 3 gouttes d'H.E. de cajeput le matin ; 2 gouttes d'H.E. de lavande, au coucher (sur un sucre également). Au cours de la journée, utiliser en usage externe sur les régions considérées un mélange sur une base d'huile d'olive, de 10 % d'H.E. de bornéol, de 6 % d'H.E. de lavande, de 4 % d'H.E. de camomille et de 2 % d'H.E. de thym.

En usage externe, utiliser des compresses et ce, fréquemment, huile d'olive camphrée à 5 % avec le mélange suivant à 10 % : H.E. de citron, H.E. de camomille, H.E. de sauge.

Si l'eczéma est sec, tamponner délicatement les régions atteintes avec un coton imprégné d'H.E. de lavande.

Si l'eczéma est suintant, il faut nettoyer localement avec de l'H.E. de genièvre.

SOINS DU VISAGE

Si le **visage est fatigué**, avec des "traits tirés" le matin et en fin de journée ; si la peau est terne et grise, il faut utiliser le mélange suivant : pour 30 g. d'huile d'amandes douces, 3 gouttes d'H.E. de basilic, 3 gouttes d'H.E. de cannelle, 1 goutte d'H.E. de géranium.

Si le **visage est boursoufflé**, pâle et blanchâtre, il convient d'utiliser la composition suivante : pour 30 g. d'huile de ricin purifiée, 4 gouttes d'H.E. de rose, 4 gouttes d'H.E. de santal, 1 gouttes d'essence de valériane.

Si le **visage est facilement congestionné**, avec une tendance à la **couperose**, on doit utiliser le mélange suivant : pour 30 g. d'huile de lin purifiée, 3 gouttes d'H.E. de basilic, 3 gouttes d'H.E. de santal, 1 goutte d'H.E. de camomille.

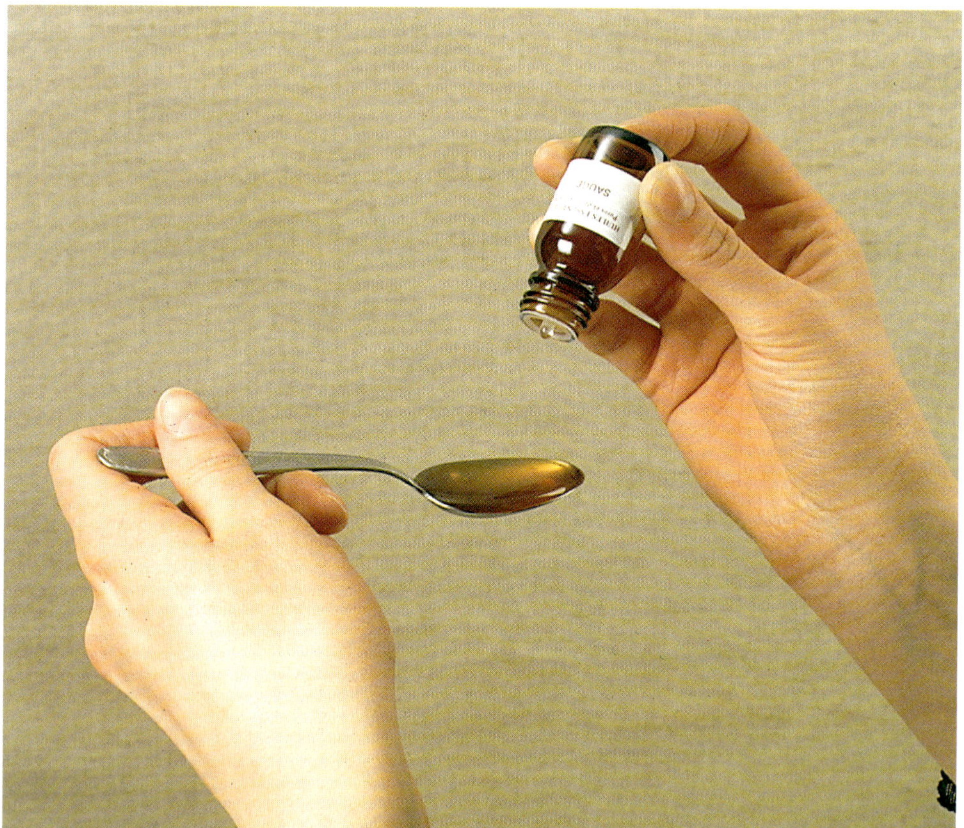

CONCLUSION

Nous avons vu que l'utilisation des essences végétales pour maintenir ou retrouver la santé remonte à la plus haute Antiquité.

Oubliée ou tenue à l'écart toutefois, depuis de nombreuses années, l'**aromathérapie** possède le rare privilège d'être à la fois l'une des plus anciennes thérapeutiques naturelles, mais aussi l'une des plus actuelles, grâce à sa grande efficacité, ainsi qu'à l'étendue de son rayon d'action.

Utilisées à bon escient, les huiles essentielles ne présentent aucune toxicité ni d'effet secondaire indésirable et ce, sans phénomène d'accoutumance. Elles se diffusent à travers l'organisme en restaurant l'harmonie et l'équilibre caractérisant une parfaite santé.

R.M. Gattefossé n'avait pas hésité à déclarer en son temps, tel un visionnaire :

"En dehors des propriétés antiseptiques et microbiennes largement utilisées à l'heure actuelle, les huiles essentielles possèdent des propriétés antitoxiques, antivirales, une action énergétique puissante, un pouvoir cicatrisant incontesté. L'avenir leur réserve un rôle plus important encore...".

Les "huiles essentielles" sont en principe disponibles en pharmacie, mais en matière d'utilisation de substances naturelles, il est souvent préférable d'avoir directement affaire aux producteurs et aux distillateurs.

Les laboratoires observent généralement scrupuleusement les règles immuables de la distillation artisanale et de la préparation traditionnelle des compositions d'huiles essentielles.

Les complexes aromatiques ainsi produits présentent une pureté totale, car ils ne comportent aucun élément chimique de synthèse. Ni conservateur, ni colorant, ni alcool, ni oxydant, mais seulement des huiles essentielles, des distillats, des huiles de plantes riches en principes actifs exprimés selon les enseignements des herboristes d'antan.

Pour tous renseignements, écrire aux auteurs :

Madame Hélène BESSOU - L'Hospitalet
46170 CASTELNAU-MONTRATIER

Monsieur Patrick RIVIERE - La Chartreuse Pigot
82110 TREJOULS

TABLE DES MATIERES

Pages

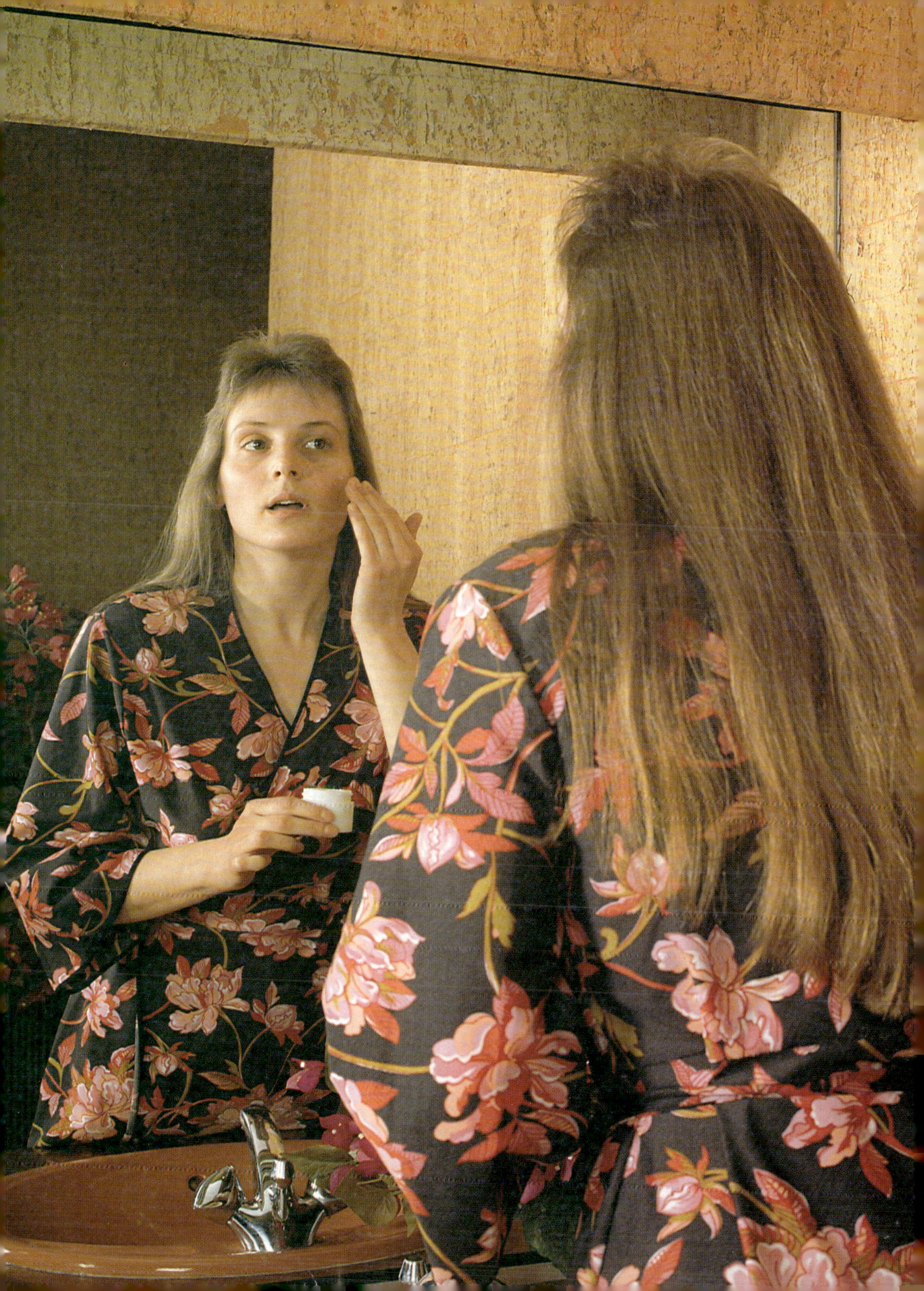

DESSIN EN COUPE D'UN ALAMBIC SERVANT A LA DISTILLATION DES HUILES ESSENTIELLES

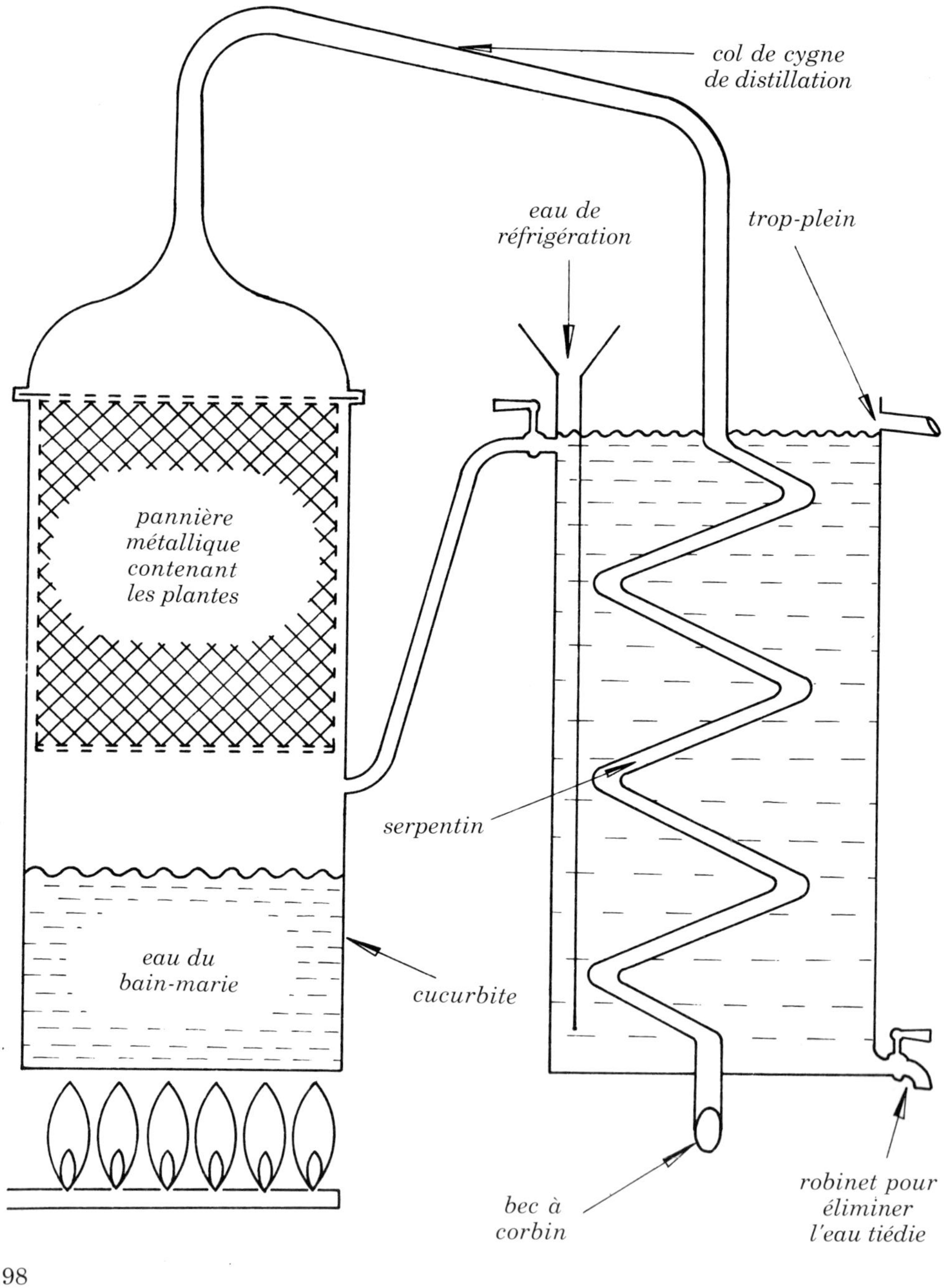